suhrkamp taschenbuch 5132

Alma und Friedrich bekommen ein Kind, das keinen Schmerz empfinden kann. In ständiger Sorge um ihren Jungen kontrolliert Alma unaufhörlich seine körperliche Unversehrtheit. Halt findet Alma bei ihrer hochbetagten Großmutter, die nach lebenslangem Schweigen zu erzählen beginnt: vom Krieg, von Flucht, Hunger und Entbehrungen. Mit dem Kind auf dem Schoß, das keinen Schmerz kennt, sitzt Alma am Bett der alten Frau, die sich nichts mehr wünscht, als ihren Schmerz zu überwinden. Und in den Geschichten der Großmutter findet sie eine Erklärung für jene Gefühle der Schuld, der Ohnmacht und der Verlorenheit, die sie ihr Leben lang begleiten.

»Ein Buch, das zielsicher von der Schwierigkeit der Weitergabe und des Teilens von Erfahrung zwischen den Generationen erzählt.« *Frankfurter Allgemeine Zeitung*

Valerie Fritsch, 1989 in Graz geboren, absolvierte ein Studium an der Akademie für angewandte Photographie und arbeitet seither als Fotokünstlerin. Sie ist Mitglied des Grazer Autorenkollektivs *plattform*. Publikationen in Literaturmagazinen und Anthologien sowie im Rundfunk. Sie lebt in Graz und Wien.

Zuletzt erschienen: *Winters Garten*. Roman (st 4665)

Valerie Fritsch

Herzklappen von Johnson & Johnson

Roman

Suhrkamp

Erste Auflage 2021
suhrkamp taschenbuch 5132

Umschlagabbildung: © Jan Seidel,
unter Verwendung einer Vorlage aus *Anatomie des Herzens*
von Julius Tandler, Verlag von Gustav Fischer, Jena, 1913.
Umschlaggestaltung: Rothfos & Gabler, Hamburg
Druck und Bindung: CPI books GmbH, Leck
Printed in Germany
978-3-518-47132-6

Herzklappen von Johnson & Johnson

Zum Gedenken an Ilse

Die Geschichte der Menschheit
ist die Geschichte des Schmerzes.
Vladimir Nabokov

Tomorrow belongs to those who can hear it coming.
David Bowie

I

Alma war ein ungeduldiges Kind, das nicht verlieren konnte, bei Brettspielen betrog, lieber schrie als schwieg, die Hände oft zu Fäusten ballte, die auch im Schlaf selten aufgingen. Das Elternhaus war immer leer, kathedralisch, zu groß für einen kleinen Menschen. In der Wohnstube hing ein riesenhaftes Gemälde mit Weintrauben, so lebensecht, dass im Sommer die Vögel durch die offenen Fenster in den Raum flogen und versuchten, sie von der Leinwand zu picken. So still war es, dass einen schon das leiseste Geräusch erschreckte, und wenn das Telefon klingelte, dachte man stets, es läutete im eigenen Kopf. An den heißen Tagen beschäftigten Alma die Vogelstimmen im Garten, dann stand sie draußen unter den Bäumen und hörte dem unsichtbaren Orchester mit angehaltenem Atem zu, aber sooft sie es auch probierte, zum Nachsingen waren die Tonfolgen nicht geeignet. Mit jedem Jahr, das sie älter wurde, erschien sie mehr auf der Welt. Mit jedem Jahr wurde sie sichtbarer auf ihr, wuchs in die eigenen Formen, nahm ihren Platz ein, hineingeboren ins Fragen und in die Lücke, die auf der Welt war, bevor ein Mensch sie füllte. Die Wirklichkeit des Hauses, in dem sie wohnte, erschien ihr bald als eine, auf die man sich nicht verlassen konnte. Sie beobachtete, wie die Eltern durch die Räume geisterten, mal Mutter und Vater spielten, dann das liebende Ehepaar gaben und hin und wieder Besuch empfingen, für den sie lachten. Mit dem Großvater aß man sonntags manches Mal gemeinsam im Garten zu Mittag, bei stockenden Gesprächen, mit Spritzwein und kleinen Käfern, die aus den großen Bäumen in die Suppe fielen wie Pfefferkörner. Wann immer Alma ihre Eltern mit dem alten Mann sah, dachte sie, dass man den Menschen anstelle einer Sprache auch ein Schweigen beibringen konnte. Und immer gab es zum Abschluss Kaffee und Torte, so fett, dass die Sahne beinahe schon Butter war, oder so trocken, dass man scherzte, das Gebackene würde einem zu den Ohren herausstauben, je nachdem, ob es aus der Küche der Mutter oder aus der Konditorei kam; und es gab Kinderspiele. Noch viele Jahre später erinnerte sich Alma, wie sie an trägen Sonntagnachmittagen die Finger und nackten Zehen der Anwesenden mit einem Reim abzählte und stets ins Stolpern geriet und verwirrt innehielt, wenn sie beim Großvater angekommen war, weil sie an seinem rechten Fuß bloß drei Zehen fand. Dass womöglich nicht nur an dem alten Mann etwas fehlte, aber es überall mehr gab, als man sie sehen ließ, wurde für Alma ein vager Gedanke, ein unbestimmtes Kindheitsgefühl, dem sie sich nicht entziehen konnte. Stets fühlte sie sich um etwas betrogen, von dem sie nicht recht wusste, was es war – als prallte sie ab an der Wirklichkeit. Selbst die Früchte in den Schalen des großen Zimmers waren aus Kristall, durchsichtig und so hart, dass man sich die Zähne ausbeißen konnte an ihnen. Ihr Zuhause schien ihr mitunter beängstigend kulissenhaft, es war keine Scheinwelt, aber brüchig zusammengezimmert, wackelig und unstimmig in den Einzelheiten, als wären sie nur geborgt. In jeder Ecke stieß sie auf Kleinigkeiten, die nicht zueinanderpassten und dem prüfenden

Blick nicht standhielten, leise umfielen, wenn man sie zu lange ansah. Manche verschwanden ganz, andere kamen wieder in veränderter Gestalt oder ungenügend maskiert. Man schwieg mit offenem Mund. Unterhaltungen erstarben, wählte man auch nur ein einziges falsches Wort, das man noch Minuten zuvor für unverdächtig gehalten hatte. Eine Sorge tauchte plötzlich als Ärger auf, eine Geste der Zuneigung lief ins Leere, ein harmloser Satz wurde zum Vorwurf, ein Lachen misslang und verwandelte sich in einen weggedrehten Kopf. Manches verschob sich beinahe unmerklich, blieb sich selbst aber ähnlich genug, so dass man nur kurz stutzte und dann darüber hinwegsah. Die Gefühle schienen künstlich und unbeständig und ärgerten den Kinderblick. Es war, als hätten alle Menschen in Almas Leben etwas zu verbergen, die Eltern und die Großeltern, deren Verhältnis untereinander und zur Welt so gespannt war, dass man es gerade noch ertrug. Alma wurde die Idee nicht los, dass man für sie Theater spielte. In jedem Zimmer war eine Bühne errichtet für die endlosen Vorstellungen, in denen alle ihr Bestes gaben und stets heimlich enttäuscht davon waren, dass der Applaus für ihre Mühen ausblieb. Die Rollen waren von unsichtbaren Kräften zugewiesen worden, und Unsicherheiten kompensierte man mit Vehemenz. Als Alma größer wurde, dachte sie, wie erschöpfend es sein musste, im eigenen Lebenswerk nicht Regie zu führen, sondern darin nur mitzuspielen, in einem Lehrstück ohne Pause, die einen erlöste, ohne Vorhang, der je fiel. Maschinen der eigenen Biographie, die Lebenslügen produzierten, sich mal als diese, mal als jene Version ihrer selbst ausgaben. Müde Marionetten mit einem schwarzen Fleck auf dem Herzen, die um ihr Leben spielten, sich immerzu bückten, aber sich nie verbeugen durften.

Die Eltern stritten nur in der Nacht, im Schutz der Dunkelheit, als würden sie glauben, die späten Stunden verbärgen sie vor der Welt. Oft stand Alma lauschend an der Tür, ein kleines Gespenst mit bloßen Füßen, ein blasses Kind in blassen Kleidern, das erst laute Schritte oder jene Müdigkeit, die einen innen und außen frieren ließ, zurück ins Bett trieb. Sie verstand nichts und riss die Augen auf, so weit sie konnte, um besser zu hören, aber vernahm doch nur das erstickte Auf und Ab der Stimmen und die Atemlosigkeit, wenn man einander das Gesagte nicht glauben wollte. Die Eltern sprachen wie Fremde hinter verschlossenen Türen, und gerne hätte sie die weißen Holzflügel aufgerissen und nachgesehen, ob sie mit den neuen Redeweisen auch ein anderes Gesicht trugen. Denn in der Nacht waren die Regeln des Tages aufgehoben. War Almas Vater tagsüber ein unauffälliger Mann, der sich den Ordnungssystemen der Mutter mit einer irritierenden Dankbarkeit unterwarf, stets lieber Knecht als Herr, so dass es einem leichter fiel, ihn zu vergessen, als an ihn zu denken, so wurde er nachts laut und traurig. Die Mutter schwieg zur Verteidigung, und man hörte ihre Schmallippigkeit durch die Wände. Sie war eine penible Person in einem klinisch sauberen Haus, in dem sie jeden Dienstag die Regale abstaubte, bevor die Putzfrau jeden Mittwoch kam. Eine Frau, stets kontrolliert und immer so freundlich, als müsste sie etwas nicht nur gut, aber wiedergutmachen, ungeeignet für jeden Streit, denn Vorwürfe und andere Meinungen machten sie erst untröstlich, dann krank, und wie zur Strafe hungerte sie und schluckte für Tage nur ihre Seufzer hinunter, ansonsten keinen Bissen. Die Welt um sie herum war so sorgfältig organisiert, dass Unvorhergesehenes darin keinen Platz fand und darum erst gar nicht geschah. So kam es, dass Alma nicht nur die Nächte voll Streit auf merkwürdige Art und Weise mochte, aber auch jene seltenen, in denen die Mutter schlafwandelte. Es waren magische Momente der Unordnung, Verstöße gegen die von ihr selbst aufgestellten Gesetzmäßigkeiten, die Alma mit eigenartiger Befriedigung beobachtete. Die reservierte, stets kontrollierte Mutter wurde zur Irren im Nachthemd, der Alma, aufgeschreckt von einem ungewöhnlichen Geräusch, staunend folgte. Das Weiß des Stoffes leuchtete ihr den Weg. Es war eine hemmungslose Verwandlung. Der Mutter stieg in dunklen Nächten der Mond zu Kopf, durchbrach ihre Gefasstheit und machte sie planetensüchtig, fiebrig und außerirdisch. Er öffnete ihr die Augen und zog ihr die Lider an den Wimpern hoch, bis ein starrer Blick hervorkam, der ins Leere sah. Er ließ sie aufstehen aus dem Ehebett und führte sie wie eine Mondpuppe an unsichtbaren Fäden durch das nächtliche Haus, auf labyrinthischen Bahnen und die Teppichmuster in den Korridoren entlang. Auf sein Geheiß öffnete sie Türen und stand in Schränken, nahm sie die Kuchenteller aus der Vitrine und ließ sie im Kreis um sich herum fallen, als deckte sie einen Tisch. Sie griff nach jedem Lichtschein, wanderte durch den eigenen Garten und jenen des Nachbarn, holte man sie nicht schnell genug zurück. Sie ging mit sicherem Tritt, stieß unbeeindruckt gegen Mauerkanten und Regentonnen, Obstbäume und Zaunpfähle, stürzte manchmal die Treppen und manchmal die

Straße hinunter und kehrte erst an der Hand des Vaters ins Bett zurück. Einmal lief sie bis zum Friedhof und stand vor einem fremden Grab, weiß wie eine Kerze, bis ein nächtlicher Spaziergänger sich zu Tode erschrocken an die Polizei wandte, die sie nach Hause begleitete. Stets schlief sie weiter, als wäre nichts geschehen, und kam morgens zu sich, mit winzigen Kratzern und blauen Flecken, aber ohne Erinnerung. Als Kind jubelte Alma über die kleinen nächtlichen Vorstellungen, klatschte in die Hände über die verrückte Mutter, die sich selbst ähnlicher schien unter Mondeinfluss, unverkrampft, beinahe fröhlich und selbstbestimmt. Auch mochte Alma die Schauergeschichten des Vaters, die er ihr ein ums andere Mal erzählte, um sie zu gruseln, und auch seine Enttäuschung, wenn sie sich nicht genug fürchtete. Mit großem Ernst berichtete er von den schlaftrunkenen Nachbarn seines Kindheitsortes, die meinten Gespenster zu sehen, wenn sie nachts, geweckt von den Schritten der Somnambulen, am Fenster standen und in ihrer Angst zum Gewehr griffen und auf die weißen Gestalten im Mondschein schossen, so dass man mit dem ersten Licht des Tages einen Toten im Schlafanzug am Wegesrand fand. Einen Nachtikarus, sagte der Vater am Ende jeder Geschichte missbilligend, einen, der dem Mond zu nahe gekommen war. Aber Alma mochte die Mondsucht der Mutter und auch ihre Vergesslichkeit und war froh, dass sie am Tag nach ihren lunatischen Wanderungen stets lebte, wenn auch zurückverwandelt und beschämt von den Taten, die man ihr berichtete. Nur einmal verschwieg man sie ihr, als Alma mitten in der Nacht aufwachte, weil das dunkle Haus erfüllt war von Musik. Im Wohnzimmer saß die Mutter nackt am

Klavier und spielte *Der Lindenbaum* aus Schuberts *Winterreise*, mit großen Augen und Gänsehaut auf den Brüsten, die Beine weit gespreizt.

Ansonsten hörte man selten Geschichten im großen Haus, es wurde nicht viel gesprochen und nicht viel gefragt. Wenn doch, gab es in diesen frühen Jahren anstelle von Erklärungen stets Stille als Reflex, als wäre sie eine gültige Antwort auf alle Kinderfragen. Es herrschte ein Schweigen, das man entlarven wollte, eine Stille, die zornig machte. Jedes Kind spürt die Lüge im Ungesagten. Und die Angst. Wenn man klein ist, fürchtet man sich vor der unsichtbaren Welt, dem Verborgenen und Verstellten, vor diesem einen Ort, den man sich ausdenkt und hinter verschlossenen Türen vermutet, voller Geister, Monster, Fremder, die man nicht beweisen kann, und Vertrauter, die man nicht wiedererkennt. In jeden Spalt und in jede Dunkelheit füllt man das Vorgestellte. Die Schlüssellöcher sind die Schatten der weitaufgerissenen Münder der Kinder, die hinter den Türen auf die Geheimnisse der Erwachsenen warten. Man wird mit einer Wirklichkeit ausgestattet als Kind, die man nicht mehr loswird. Alma war ein ungeduldiges Kind, das die angebotenen Erzählungen mit ihren Fehlern und Widersprüchen oft nicht überzeugten. Die Lebensgeschichten ihrer Großeltern und Eltern verwirrten sie vor allem anderen, es waren undeutliche, unverständliche Biographien voller Lücken, ein inkohärenter Zeitstrahl, auf dem sie sich nicht zurechtfand. Sie fühlte eine innere Erfahrung, die nicht mit der äußeren Wirklichkeit übereinstimmte, ein fremdes, unleugbares Wissen von Dingen, die ihr selbst nicht widerfahren waren. Zu schüchtern, um Fragen zu stellen, hielt sie in jedem Gespräch Ausschau nach einem Baustein, einer Einzelheit, einem Stück Welt, mit dem sie die Zwischenräume füllen und die Brüche erklären könnte. Der Ehe der Eltern misstraute sie mit den Jahren mehr und mehr, beargwöhnte deren schonenden, aber gleichgültigen Umgang miteinander, und immer war sie sich unsicher, ob die Mutter und der Vater zu viel oder zu wenig voneinander wussten. Nur in den nächtlichen Auseinandersetzungen erahnte sie eine Art Liebe – das, was sie gewesen, und das, was sie geworden war. Der Großvater kam sonntags zu Besuch, wie es sich gehörte, ließ die Nähe mit aufeinandergepressten Lippen über sich ergehen und bekam zu jedem Abschied für die zu Hause gebliebene Großmutter ein Stück Kuchen eingepackt. Der Grat zwischen einem Schweigen und dem, was man noch sagen durfte, war schmal. Seine Geschichte war der Krieg, und sie wurde nur erzählt, wenn es sich nicht vermeiden ließ, hinter vorgehaltener Hand, in ritualisierter Form, einer verdrehten Chronik folgend, die es mit dem Anfang und dem Ende nicht so genau nahm. Sie klang immer falsch und war so verwirrend, dass man die Opfer und die Täter verwechseln konnte und die Tage- mit den Geschichtsbüchern, wenn man nicht scharf mitdachte. Seine Geschichte begann mal hier und mal dort und klang, als wäre der Großvater kein aktiver Teil davon gewesen, als hätte er die beschwerlichen Zeiten nicht selbst gelebt und als wäre ihm der Krieg, der immer noch nicht richtig zu Ende schien, bloß zugestoßen. Wie ihm die Zehen fehlten am Körper, fehlten dem Bericht die Einzelheiten und die Jahreszahlen. Nichts wünschte sich Alma mehr in diesen Gesprächen als einen Augenblick der Klarheit und hoffte ein ums andere Mal, dass jemand aus der Rolle fiele und brüllend aufspringen würde, um in höchster Erregung zu fragen, wie es denn nun wirklich gewesen war, und ahnte schon, dass dieser Wunsch wohl nicht in Erfüllung gehen würde. Am besten merkte sich Alma die großen, gleichgültigen Wörter des Krieges, sie waren im Übermaß vorhanden, wurden wie Versatzstücke herumgeschoben, waren schwer wie Steine, wenn man sie im Kopf abwog. Als Kind saß sie unter dem Tisch und hörte zu, später saß sie so still dabei, dass sie die Erwachsenen nicht bemerkten, sammelte Begriffe ein, *Gewehr* und *Bombe* und *Soldat* und *Frieden,* und führte in Gedanken ein kleines Wörterbuch der entrückten Vergangenheit, in dem sie manchmal nachschlug, wenn sie die Gegenwart nicht gut genug verstand. Es dauerte viele Jahre, bis das Gehörte Sinn ergab, und während Alma während des Tages über Zusammenhänge nachdachte oder sie vergaß, träumte sie nachts von diesem Krieg in klaren und klirrenden Bildern. Es war, als hätten ihr die Großeltern ihr eigenes Schicksal in den Doppelhelixsträngen der DNA weitergegeben, als hätten sie ihr das Dunkel der Luftschutzkeller und die Kälte der Front in den Leib gepflanzt, als hätten sie im Körper der Enkelin die komatöse Stille der Kriegstage zwischen den Bombenangriffen haltbar gemacht, einen unbestimmten Hunger, eine unbestimmte Last. Als hätte ihr die Großmutter ein eingestürztes Haus vermacht und der Großvater die Erinnerungen seiner Soldatenjahre und seiner Gefangenenjahre vererbt. Und auch tagsüber kam es vor, dass sie vor einem grauen Himmel meinte die Bomben von damals fallen zu sehen, für eine Sekunde nur, als wären sie ihr auf die

Netzhaut tätowiert. Manchmal schien ihr, sie habe unfreiwillig ein Erbe angetreten, von dem sie nicht genau wusste, worin es bestand.

Jahre später, als sie lange erwachsen war, las sie beim Zahnarzt in einem Magazin von einem Experiment, in dem man Mäusen beibrachte, sich vor dem Geruch von Kirschblüten zu fürchten; die wiederum gaben ihre Angst vor dem Blütenduft an ihre Jungen weiter. Sie kamen mit erfahrungsbasiertem Wissen ohne Erfahrung zur Welt. Nicht nur die Erbsubstanz, aber die Erinnerungen ihrer Eltern steckten ihnen in den Knochen, einem genetischen Gedächtnis gleich. Alma stellte sich vor, wie die neugeborenen Mäuschen in einem Labor vor den prächtigen Blüten saßen und bangten, ohne zu wissen, warum, als bereite ihnen nur deren Schönheit Entsetzen.

Auch von der Kindheit und Jugend der Eltern hörte Alma nur in Nebensätzen, auf den Topos der müden Mütter und cholerischen Väter stieß sie erst später in den Geschichtsbüchern. Sie waren aufgewachsen in einem Krieg, den es nicht mehr gab, der auf der Welt, aber nicht in den Menschen zu Ende gegangen war, in einem Schattenkrieg, einer verrutschten Wirklichkeit, die man nicht loswurde. Sie waren groß geworden in Haushalten der Unverfügbarkeit, in denen jedes Kinderleid zu klein war, um ernst genommen zu werden, weil es nicht heranreichte an die schmerzhaften Erfahrungen der Kriegsgeneration. Ein verbrannter Finger, ein aufgeschlagenes Knie, ein Alptraum waren nicht der Rede wert gewesen, für dergleichen hatte es nur zerstreutes Unverständnis und im besten Fall halbherzigen Trost gegeben, wurde die Mutter nicht müde zu erklären, wann immer sie sich pflichtbewusst über die geschundenen Finger, Knie und Träume ihres Kindes beugte. Als Alma größer wurde, erkannte sie, dass in der Kindheit der Eltern die Erwachsenen immer fern gewesen waren. Der Vater war früh Waise geworden, ohne Erinnerungen an die leiblichen Eltern, aber mit vielen Verwandten, durch deren Hände er gegangen war. Den Ort des Heranwachsens der Mutter stellte sich Alma vor wie ein Puppenhaus, ein Wimmelbild der Sorge. Sie schaute von oben herab in die kleinen Zimmer mit den großen Menschen, die selbst auf engstem Raum weit weg voneinander schienen, mit nach innen gerichtetem Blick, sah es hell und dunkel werden um sie herum, sah den Großvater ohne Zehen, wie ihm die Kinder eine Flasche Wein brachten, die Großmutter, wie sie in einer Ecke saß und unter Kopfschmerzen litt, die nie vergingen. Sie sah, wie sie die Kinder zu vorsichtigen, stillen Wesen heranzog, die nicht stören sollten in dieser Welt, kleinen Menschen, die mit großer Ernsthaftigkeit vermieden, eine Last zu sein, aber versuchten, jene diffuse Traurigkeit auszugleichen, die stets in der Luft lag. Sie sah, wie die Mutter als kleines Kind sich für ein fremdes Lächeln die abenteuerlichsten Geschichten ausdachte. Wie sie rot wurde vor Anstrengung, das Richtige zu tun. Wie sie sich fürchtete, dass es das Falsche war. Wie sie so viele Blumen für die Eltern pflückte, dass die Sträuße keinen Platz fanden in den Vasen. Wie sie die Erwachsenen scheu berührte, wenn sie schliefen, weil sie es sich sonst nicht traute. Wie sie spürte, dass das Wichtigste in ihrem Leben sich zugetragen hatte, bevor sie auf die Welt gekommen war.

Wann immer Alma als Kind an den Krieg dachte, stellte sie ihn sich als eine magische Maschine vor, in die auf der einen Seite die Menschen hineingingen und auf der anderen Seite verwandelt, fremd und falsch wieder herauskamen. Alles konnte passieren, die Rollen wurden getauscht, die Identitäten verwirrt, bloß derselbe durfte man nicht bleiben. Wer sich als Held meldete, kam vielleicht als Verbrecher wieder, als Verräter, als Opfer; wer gedemütigt auf dem Boden gelegen hatte, stand unversehens aufrechter da als jeder andere und wurde mutig oder grausam, und nur die Toten waren alle gleich stumm.

Wie alle Mitglieder ihrer Familie waren auch Almas Eltern anfällig für die elementarste aller Kränkungen, die durch Andersartigkeit. Sie waren genau, bieder, nett, legten Wert auf moralische Überlegenheit und waren auf unangenehm leise Art enttäuscht, wie unähnlich ihnen das eigene Kind erschien. Wie alle wollten sie anders sein als die eigenen Eltern, aber später Kinder haben, die waren wie sie. Alma wich ab von diesem Selbst- und Fremdbild, je älter sie wurde. Während die Mutter und der Vater das eigene Ich so klein hielten, dass man es mitunter übersah, war Alma fasziniert vom großen Exzess, der nackten, nervösen Existenz, unterschied nicht zwischen dem Furchtbaren und dem Schönen und fand, dass alles, was geschah, eine berechtigte Funktion habe in der Welt. Sie ließ alles an sich heran, war melancholisch, pathetisch, betört von radikalen Ideen und erfüllt von einer Bereitschaft für alle kommenden Wunden, die andere vor den Kopf stieß. Sie war fähig zu ungerührtem Hass und ungerührtem Selbsthass. Eine große junge Frau mit hoher Stirn und Händen so breit wie jene, die Dürer betend gemalt hatte. Jeden Tag fielen ihr neue Wünsche ein, und sie bestand auf jedem einzelnen. Sie lebte behütet, war Einzelkind, einsam, eine durchschnittliche Schülerin, machte keine Probleme und gab niemandem Grund zur Klage. Die Welt jener Jugendjahre war still und mondän. Stunden verbrachte sie allein im großen Haus, wenn die Eltern ausgegangen waren, zwischen den schweren Holzmöbeln in schwarzem Klavierlack und den kargen Landschaftsbildern in goldenem Rahmen. Lange vor den fremden Körpern sind es Dinge, die den Menschen erregen. Leere Räume, kühle Gegenstände, ein Kind, das an ihnen riecht, ein Kind, das mit kalten Fingern nach ihnen greift. An Sonntagnachmittagen saß sie in der leeren Badewanne, bleichte sich das Schamhaar mit Wattestäbchen und Wasserstoff weißblond und wanderte dann nackt durch die leeren Räume, von Zimmer zu Zimmer, hörte *Space Oddity* in Orchesterlautstärke und las das Glaubensbekenntnis im Flüsterton. Schaute die eigene Nacktheit in den türgroßen Spiegeln in der Diele an, den Geruch des Wasserstoffs scharf in der Nase. Lackierte sich den Mund mit dem Lippenstift der Mutter, nahm auch ihre Wäsche und machte ihr Gesicht, sah in den Spiegel mit dem ausgeborgten Blick, das schwarze Spitzenhöschen groß und unförmig um die Hüften. Dachte an die Welt. Dachte an die Liebe. Träumte davon, nachts durchs Fenster zu steigen zu einem Unbekannten, heimlich in seinen Armen zu schlafen und wieder fortzugehen, ehe er erwachte. Ohne Kleider kniete sie auf dem Fensterbrett, sommers auf dem kalten Stein, winters über der Hitze des Heizkörpers, eingehüllt in die Vorhänge, und sah hinaus in die graue, kleine Welt und wartete, dass die Zukunft die Gegenwart einholen, es endlich Jetzt werden würde, Jetzt Jetzt Jetzt. Und die Welt bereit wäre für ihr Bereitsein. Nichts schien ihr notwendiger in diesen Jahren des Heranwachsens, als über alle Maßen zu leben.

So leer das Haus war, so voll war ihr Kopf. Wie allen Menschen mit großen Erwartungen kam ihr der Schlaf ungelegen. Sie schlief wenig, saß nachts in T-Shirt und Unterhose auf dem Teppichboden ihres Zimmers und las in Schulbüchern und Romanen, die sie nicht verstand. Sie hörte so laut Musik, dass die Eltern abends nur mit Wattebäuschen in den Ohren zu Bett gingen, sie morgens vergaßen und halb taub am Frühstückstisch saßen, bis sie ihnen bei einem Nicken oder einem Kopfschütteln neben Brot und Butter auf den Teller fielen. Im Schein der Schreibtischlampe zeichnete sie mit blauem Kugelschreiber an die Ränder ihrer Hefte, Kritzeleien vom immer gleichen Blick aus dem Fenster oder dem immer neuen Gesicht im Spiegel, Bilder, die ihr aus dem letzten Traum im Gedächtnis geblieben waren, und Bilder, die sie nicht vergessen konnte. Sie malte auf die Innenseite von Schubladen und auf die Außenseite von Schranktüren, phantastische Wesen, Schlachten, wucherndes Grün, ausgezehrte Gesichter, kleine Regenschirme und große Tiere. Zeichnend hatte sie das Gefühl, als experimentierte sie mit den Elementen, als testete sie ihre Kombinierbarkeit, ihre Reaktionen, ihre Wandelbarkeit. Sie baute aus den Bestandteilen der einen Welt, die sie kannte, viele andere Welten, von denen sie noch nichts wusste, die sie nur erahnte. Bilder gab es im Übermaß, jedes neu genug, dass einem der Hunger nach dem nächsten nicht verging. Jedes alt genug, dass man an ein

Wiedererkennen glauben konnte. Es waren Jugendjahre mit langen Nächten und langen Tagen und wirren Träumen. Wenn sie die Augen schloss, sah sie die Menschen auf Berggipfeln stehen, mit ausgebreiteten Armen und rotem Kopf, wie sie versuchten, die Körper zu wechseln, ein anderer zu werden, und am Ende müde und als sie selbst nach Hause gingen. Sie träumte von weißgesichtigen Männern mit Quecksilberaugen vor grünen Wänden, leuchtenden Arsentapeten, giftig und feucht, Aquarien voller Meerjungfrauen, Soldaten, die ihre Gliedmaßen mit hölzernen Klammern auf Wäscheleinen hängten, und von Kindern, die diese Arme und Beine wieder abnahmen und in Körben über die Felder davontrugen, von durchsichtigen Sanduhrfrauen mit schmalen Taillen, denen auf den Kopf gestellt die Zeit durch die Mitte rann, von Rube-Goldberg-Maschinen, die über die Welt hinauswuchsen und noch die kleinsten Abläufe ins Unendliche dehnten. Von Städten, in die man ein Streichholz warf und die in Flammen aufgingen. Von Mädchen mit Geschlechtern wie brennende Häuser. Arsenträume, Brandstifterträume, Kriegsträume. Himmel dunkel von Fliegerbomben und dunkel von Vögeln. Weite Ebenen voller Menschen im einen Augenblick und leer im anderen. Von baumlosen Landschaften, deren Weite und Hoffnungslosigkeit einem ins Herz schnitt. Von Steppen und Wüsten, unwirtlichen Landschaften mit stummen Salz- und Schwefelmenschen in der Ferne und Männern schwarz von Kohle, die bei jedem Schritt Spuren hinterließen. Einem Winter, der nicht verging, und einer Dunkelheit, so eisig, dass sie an ihren Träumen fror und mit kalten Händen erwachte. Schnee, der fiel und fiel, über Kinder, Häuser und Gärten, bis man selbst die hohen

Bäume nicht mehr sah, der über ganze Städte fiel, bis sie unter ihm verschwanden und kein Schornstein und kein Wolkenkratzer mehr herausragte. Im Schlaf spielte sie Schach gegen sich selbst, träumte, sie säße inmitten einer dürren Wiese allein vor einem Brett, dachte lange nach über die Züge, erkannte in den Figuren das Gesicht des Vaters, die Züge der Großmutter, manchmal die eigenen, schlug die einen, beschützte die anderen und erwachte stets mit dem Gefühl der Niederlage.

Almas Gefühl, dass ihr etwas im Nacken saß, was sie nicht zu benennen vermochte, nahm zu mit den Jahren. Die Bühnenstücke des großen Hauses kannte sie auswendig, sie wusste, was kommen und was ausbleiben würde, sie konnte den Alltag leise mitsprechen, erriet alle Phrasen, ehe sie noch gesagt waren, denn es kamen keine neuen hinzu. Die Rollen veränderten sich nicht mehr: Die Drehbücher galten. Über ihre eigene Rolle rätselte sie oft. Sie war Teil der Aufführung und Publikum zugleich und hatte doch keinen Applaus und keine Pfiffe für die Lebenslügen der unermüdlichen Darsteller übrig, spielte mehr schlecht als recht mit und fühlte sich merkwürdig falsch, wenn sie einstimmte in das Schweigen. Die Unruhe der Kindertage verließ sie nicht. Die Familiengeschichte beschäftigte sie wiederkehrend, drängte sich immer aufs Neue in ihren Kopf und diktierte ihr eine Neugier nach den alten Dingen. Es war, als bräche die Vergangenheit auf in ihr an manchen Tagen, und ihre Herkunft erschien ihr dann wie ein Fremdkörper im Inneren, eine verschlossene Kiste, ein seltsames Rätsel, an dessen Lösung sie nur halb glaubte. Verstörend oft dachte sie an den Krieg, konnte auch das härteste Brot nicht wegwerfen, als habe sie wie die Alten die Entbehrungen jener Zeit gekannt, jedes Denkmal, an dem sie vorüberkam, berührte sie, als wäre es für sie allein errichtet worden. Das Erwachsenwerden schien ihr als eine Zeit, in der man übereifrig einer Identität hinterherspürte, in der der Mensch versuchte, sich selbst aus einem Steinbruch zu schlagen, und irgendwann kam Alma zu dem Schluss, dass *Ich* eine allzu bequeme Bezeichnung für einen selbst war, die sich nur dann mit Sinn füllte, wenn dieses Ich wusste, was es bedeutete, woher es kam und wovon es sich unterschied. Dass man stets jemandes Kind war und es auch blieb, wenn man lange schon groß geworden war, beunruhigte Alma. Sie stellte sich das eigene Auf-der-Welt-Sein als mathematische Folgerichtigkeit, als komplizierte Rechnung mit den Toten und Lebenden als Variablen vor und die Familie als ein unüberschaubares Gebilde. Sie ordnete die Mitglieder und deren Schicksale auf einem Zeitstrahl, sah sie zwischen den Jahren stehen wie Spielfiguren, Glieder einer Kette, mit vielgestaltigen Vermächtnissen. Wenn niemand im Haus war, kramte sie in Dachbodenkisten, studierte alte Dokumente und Photoalben mit leinenem Einband, denen ganze Jahre fehlten, eine Auslassung nach der anderen. Sie stahl sich diese Vergangenheiten und mit ihnen Jahreszahlen und Ortsnamen, Heiratsurkunden und Frontbriefe, Photos und Ausweise, glich das, was sie preisgaben, ab mit dem, was sie gehört hatte. Sah vergilbten Fremden aufmerksam ins Gesicht und erkannte auch die Vertrauten oft nur mit Mühe. Entzifferte Handschriften auf dünnem Papier. Suchte in digitalisierten Kirchenbüchern, Sterbe-Matrikeln und Gemeinde-Archiven. Fand überall kleine Hinweise auf die beiden großen Kriege des vergangenen Jahrhunderts und begann sich zu fragen, wie irgendjemand jemals annehmen konnte, dass ein so mächtiges Unglück, das in seiner Maßlosigkeit keinen Zeitgenossen verschont hatte, gerade ihn nicht betraf. Nichts war ein Wissen in diesen Jahren, alles war nur Information, ein Sammeln und Suchen ohne Ziel. Wieder stellte sie ihren Eltern jene Fragen, die sie ihnen schon als Kind gestellt hatte, und hörte aus den mal unbeholfenen, mal schroffen Antworten heraus, dass ihre Mutter und ihr Vater nicht alles verschwiegen, aber manches selbst nicht verstanden oder verstehen wollten. Auch vom Großvater wollte sie Dinge wissen, aber ehe der sich noch fortdrehen konnte, mahnten die Eltern schon, sie solle die alten Leute in Ruhe lassen, und sie dachte, es klinge, als sprächen sie von einer Totenruhe, die sie mit ihrer Neugier störte, und als würden sie mitflüstern, man solle nicht nur die Toten, aber auch die Täter und die Töter nicht belästigen. Wenn die Freunde in der Schule sie fragten, was hat das mit dir zu tun, zuckte sie mit den Schultern und hatte keine Erklärung, nicht für die anderen, nicht für sich selbst. Sie wusste nur eines: Sie wollte das Schweigen brechen, statt es zu bewahren.

II

Der Großvater war ein eigenartiger, sprachloser Mensch. Begann er zu schweigen, kam er aus dem Schweigen nicht mehr heraus. Man übersah ihn leicht, außer er war wütend. Oft saß er über viele Stunden stumm in einer Ecke des Hauses und wurde erst sichtbar, wenn die Großmutter ihn ansprach und er sich mit einem Wort von Tisch und Stuhl abgrenzte. Manchmal verriet ihn ein Geräusch, ein zu schwerer Atemzug, eine Unruhe in den Gedärmen. Man fand eine Menschenscheu an ihm, eine Wut und eine Versehrtheit, die man fürchtete, weil man sich weder ihren Ursprung noch ihre Erlösung vorstellen konnte, und hatte Angst, seine Gefühle zu verletzen, wenn man ihn nur ansprach. Er roch stets wie frischgebadet, nach Seife und Irisch Moos, aber er war schlecht rasiert, und Nester zentimeterlanger Barthaare wucherten an seinem Hals. War jemand zu Gast, widmete er sich den Dingen, die ihn von jedem Gespräch entbanden, oder zog sich in die Küche zurück. Stundenlang saß er dann auf der grünen Bank, sah aus dem Fenster und blätterte in den Zeitungen mit feuchten Fingerspitzen, so dass ihm die schwarzen Buchstaben auf den Kuppen hängenblieben und man ein kleines Alphabet auf seinem Zeigefinger fand. Hatte er zu Ende gelesen, kochte er Pfefferminztee. Ein Alterszittern hatte seine Hände erfasst, als litte er an einer großen Kälte. So sehr riss es ihn, dass der Würfelzucker auf Tischtuch und

Boden regnete, wenn er seinen Tee süßen wollte, und die beiden Hunde schon zu seinen Füßen saßen, kaum hatte das Wasser zu sieden begonnen. Im Sommer, wenn die Fliegen durch die Küche surrten, stellte er sich in die Mitte des Raumes und versuchte, sie zu erschlagen. Hunderte Male klatschte er in die zitternden Hände, und hatte er endlich eine erwischt, klatschte er weiter, solange er konnte, immer weiter, dass es aussah, als applaudierte er sich selbst. Es war Applaus mit einem kleinen Tod zwischen den Handflächen. Ansonsten war er still, winters wie sommers. Wollte der Besuch das Haus verlassen, war immer er es, der ihn zur Tür brachte. Mit kleinen Schritten und verlassen gekrümmten Schultern, den Schlüssel schon in der Hand, den Arm schon ausgestreckt. Immer versuchte er mit aller Kraft, genauso schnell zu gehen wie der, den er begleitete, nie zurückzubleiben oder auch nur einen Schritt zu langsam zu sein, um dem anderen und sich selbst die Verlegenheit zu ersparen, zu erkennen, wie alt er geworden war.

Auf der Geburtstagsfeier, die die Familie jährlich für ihn ausrichtete, verschwand der Großvater stets nach dem ersten Glas von jenem ihm zugedachten Ehrenplatz, auf den alle Blicke gerichtet waren, floh ungeschickt und auffällig aus der Aufmerksamkeit und kam erst wieder, wenn man aufgehört hatte, nach ihm zu suchen. Die Ansammlung von Männern, Frauen und Kindern, die zuallererst nicht Zuneigung, aber Verwandtschaft verband, war ihm unangenehm, das Abgleichen der Vorstellung, die man voneinander hatte, mit der Wirklichkeit, die einen voneinander trennte. Wie sollte man Menschen lieben, über die man viel nachdachte und wenig wusste? Immer gab es Apfelsaft und Bier. Die Hunde schliefen, festgebunden an den Tischbeinen, im Schatten der weißen Tafeltücher, und die Mücken stiegen im Abendlicht aus den Wiesen. Alle trugen Kleidung, in der sie sich, sahen sie ihr Spiegelbild, ein wenig schlechter als sonst als sie selbst erkannten. Festtagskostüme, glänzende Blusen, die unangenehm auf der Haut knisterten. Bis zum letzten Knopf geschlossene Hemden, riesenhafte Sakkos aus dem hintersten Fach des Schrankes, mit Ärmeln, die über die Finger rutschten, eng gewordene Anzüge und zu kurze Hosen. Nirgends fehlte viel, und doch passte nichts wirklich. Hier spannte ein Hemd über der Brust, dort füllte nur Luft das Schulterteil einer Jacke. Manche erschienen in denselben Kleidern, die sie zu Begräbnissen trugen. Der Großvater tauchte erst wieder auf, wenn das Essen vorüber war, die Kinder schon die Sperlinge mit Kuchenbröseln fütterten oder im Überschwang ganze Schwarzwälderkirschstücke nach den Vögeln warfen und müde auf den Schoß der Erwachsenen krochen. Erschöpft vom Spielen, schmutzig, mit tortensüßem Atem, den Hosenboden voller Kieselsteine. Dann saß er am Rand der Festgesellschaft, im Kreis seiner Freunde, ein paar Männer jenseits der achtzig, die mit gebeugtem Rücken Cognac und Cointreau tranken und die nicht ihr Alter, aber ihre frühere Jugend verband. Gemeinsam waren sie, fast noch Buben, mit Heimaterde in den Manteltaschen und zu groß geschnittenen Stiefeln, ahnungslos in den Krieg und dem russischen Winter entgegengezogen und saßen jetzt so weit entfernt von den anderen Gästen beisammen, als fehlten ihnen noch immer die letzten Meter zur Heimkehr. Obwohl ihr Äußeres sehr unterschiedlich war, sahen sie einander ähnlich. Zwischen den Feiernden schienen sie die Bewohner einer fremden Welt zu sein, auf der einen nur eine selten geteilte Erfahrung heimisch machte und die ungeeignet für Besuch war. Es war eine Art Weltraumkammerspiel: die alten Männer auf den weißen Plastiksesseln, enthoben, unerreichbar und so tief im Gespräch, dass sie nie merkten, wenn erst die Dämmerung und dann die Dunkelheit hereinbrach. Je später es wurde, desto mehr sprachen sie vom Krieg, aber wie still wurden sie, näherte sich auch nur ein Kellner. Die Menschen in dieser Familie trugen das Schweigen wie einen Mantel, sie hüllten sich ein darin, aber er wärmte nicht im Winter, und man fror auch im Sommer daran. War es Zeit, aufzubrechen, schlug man Braten- und Tortenreste in Alufolie ein, um sie mit nach Hause zu nehmen, und stellte sich an, um sich vom Großvater zu verabschieden und ihm noch einmal zu gratulieren. Immer stand eine lange Reihe Menschen wartend im Finsteren, rückte Stück um Stück vor zu dem Alten, der sich bei jedem Glückwunsch ein wenig verbeugte und abwehrend die Hände hob, als wolle er sich die Nähe ersparen, bis auch der letzte Gast verschwunden war.

Wenn er zu Hause war, saß der Großvater in der Küche auf der grünen Bank, starrte in die Wand hinein oder zum Fenster hinaus, während die Großmutter im Schlafzimmer döste. Dachte er an sie, hörte er ihren leisen, ruckelnden Atem, ein fernes Geräusch, das kam, wenn ihm ihr Vorhandensein ins Bewusstsein stieg, und das ausblieb, wenn er mit anderen Dingen beschäftigt war. Die Stille des Nachmittags machte ihn stets ruhig. Er betrachtete die flimmernden Licht- und Schattenpunkte auf den Schranktüren, und sah er ihnen lange genug zu, fand er erst ein Bild und dann ein zweites und ein drittes in ihnen, bis sich sein Kopf in eine Wundertrommel verwandelte. Die Schädeldecke wurde zur Leinwand. Auf und ab schwollen die Bilder. Manches schwand ihm aus dem Kopf, noch während er daran dachte, anderes stand ihm in allen Einzelheiten gestochen scharf vor Augen, bis sich die Gedanken weiterdrehten und das Bild ebenso vollständig, wie es erschienen war, verloren ging.

Immer waren es die Jugendjahre, die sich vor sein Auge drängten. Es war, als habe er keine anderen Erinnerungen, als fiele ihm nicht ein, was sich davor und was sich danach in seinem Leben ereignet hatte. Er steckte fest zwischen einigen wenigen Jahreszahlen. Er saß in der Küche und blickte zurück, auf den Krieg und den Tod und auf sich selbst und sein Staunen über die Welt, auf die Frauen, die ihr Kopftuch abnahmen und den Kindern die Augen verbanden, wenn sie mit ihnen durch die Straßen gingen mit den niedergebrannten Häusern und den Toten darin und davor. Sah auf die Menschen, die lodernd wie Fackeln aus den Häusern rannten, auf die Erde sanken und verloschen, und sah ein Feuerzeug in seiner Hand. Sah einen Mann, der im Fenster einer ausgebrannten Hütte lehnte, als schaute er hinaus, mit weißen Zähnen im verkohlten Gesicht. Sah auf die Menschen auf der Flucht, die Flüsse durchquerten und mit nichts als einem Koffer voll Wasser auf der anderen Uferseite ankamen. Er dachte an die Grausamkeit, die eigene und die der anderen. An das Blau des russischen Himmels. An die Ratten, die alles verschwinden ließen. An die Dörfer, in denen Menschen dünn wie Stöcke in ihren Häusern saßen und Wassersuppe aßen. An die Bauern, die auf dem verwüsteten Ackerland standen, als wären sie selbst die aufgegangene Saat, und den Soldaten reglos hinterherschauten, wenn sie vorüberfuhren. An die Flüche der Dorfbewohner, dass das Getreide und die Kartoffeln so langsam wuchsen auf den Feldern und wie sie sie nicht aus den Augen ließen und Tag und Nacht jemand hinauslief, um nachzusehen, ob das Korn schon höher stand und die Äpfel schon größer geworden waren. Dachte an jene, die in Soldatenhelmen kochten, die sie im Wald eingesammelt oder im Straßengraben aufgelesen hatten, und daran, wie die Brennnesseln in den Stahlhelmen schwammen über offenem Feuer. Wenn die Großmutter irgendwann in die Küche gehumpelt kam, mit aufgelöstem Medusenhaar und einem Glas in der Hand, schreckte er auf, riss den Kopf zurück, ging zum Hahn und ließ ihr Wasser in den Becher laufen, während sie ihn ansah, als wäre er ein Fremder, der sich in ihr Haus verirrt hatte.

Der Geruch von Erde begleitete ihn. Oft dachte er an die Klumpen, die er damals aus dem Gemüsegarten seiner Eltern in den Taschen seiner Uniform Tausende Kilometer in den Osten getragen und zwischen den Fingern zerrieben hatte, wenn er wieder und wieder danach tastete. Dass immer etwas davon unter den Nägeln zurückblieb, beruhigte und beunruhigte ihn gleichermaßen. Einerseits schien ihm die Erde wie ein heimatlicher Schutzzauber, der ihn von den Fingerspitzen ausgehend harnischte, und andererseits fühlte er mit ihrem ständigen Wenigerwerden auch die Verbindung mit dem Zuhause schrumpfen. Es war, als mahnte ihn das Stück Boden, das er auf Geheiß seiner Mutter zwischen den Bohnenstauden und Salatköpfen ausgegraben hatte, dass er nicht nur wohin ging, aber dass er auch woher kam, wohin zurückzukehren er nicht vergessen durfte. Später, als die eigene Erde schon längst verloren gegangen war, hatten sich ihm die frisch aufgeworfenen Gräber ins Gedächtnis gebrannt, jene der Soldaten und jene der erschossenen Dorfbewohner. Manchmal, so bildete er sich jedenfalls ein, drangen Schreie aus den zugeschaufelten Gräben, und nachts sah er die Schreienden vor sich mit Mündern voll Erde, sah sie rufen mit Staub in den Kehlen und sah die Kieselsteine ihre Speiseröhre hinabrieseln. Noch heute, wenn der Nachbar im Frühjahr die Beete zu harken begann, wandte er sich ab, ging ins Haus, mied den Garten und für ein paar Tage auch die Fenster, die zum Nebengrundstück zeigten.

Heimaterde dabeizuhaben hieß damals, man würde wiederkommen. Sosehr die jungen Männer anfangs den Aberglauben ihrer Mütter belächelten, so sehr klammerten sie sich im Lauf der Zeit daran, und wann immer ihnen ein Kamerad von einer neuen Überlebensregel erzählte, gehorchten sie auch dieser. Die Alten erinnerten sich an die Kettenbriefe des Ersten Weltkriegs, an Soldatenschutzbriefe, Kugelsegen und Schneeballgebete, die von Tür zu Tür weitergegeben worden waren, die Jüngeren erfanden neue Zauberformeln, an die sie glauben wollten. Die Angst machte erfinderisch, und die Frauen dachten sich Dinge aus, die den Fortgehenden Schutz bieten und den Daheimbleibenden die Hilflosigkeit nehmen sollten. Jede Familie hatte ureigene, geheimnisvolle Rituale für den Abschied, aus alten Geschichten, aus dem letzten Krieg, aus der letzten Sorge. Manch einem waren von der Schwester Gebetszettelchen in die Kleider genäht worden, andere hatte die Mutter oder die Großmutter gezwungen, einen in ein Stück Weizenteig eingebackenen Segen hinunterzuschlucken, um unverwundbar zu sein. Heiligenbilder, vierblättrigen Klee, Amulette packten die Daheimbleibenden den Soldaten in die Tornister, ein glücksbringendes Zigarettenetui, eine alte Pfeife, steckten ihnen Beutelchen mit Kräutermischungen, mit magischen, prometheischen Pflanzen in die Brusttasche der Hemden und wussten doch, dass gegen den Tod kein Kraut gewachsen war. Geh und mach uns stolz, schrien viele, komm wieder und mach uns glücklich, murmelten wenige. Du bist zu jung, sagten manche und wussten, niemand war je alt genug. Sie gingen heimlich zu den Wahrsagerinnen und ließen sich aus der Hand lesen, ob ihre Männer, Söhne und Brüder heimkehren würden, und aus Kaffeesatz und Karten, wann der Krieg ein Ende hätte. Sie alle hielten den Atem an und winkten am Straßenrand zum Lebewohl. Die Fortgehenden nahmen ihre Ratschläge mit. An der Front dann vermieden sie, dass sich drei am selben Zündholz die Zigarette anbrannten, zwei mit gleichem Namen nebeneinander kämpften, und waren sie allein, dachten sie an den Rat von zu Hause, nie auf das Käuzchen zu hören, das in der Dämmerung *Komm mit, komm mit* nach einem rief.

Und wenn es auch Steine schneit, so müsst ihr doch hinaus, sagte man den Soldaten, kaum waren sie an der Front. Wie manche auf eine stille Weise gläubig waren, war der Großvater auf stille Weise ungläubig, der ganzen Welt gegenüber. Mit offenem Mund ging er durch den Krieg. Der Skeptiker hat nichts zu erwarten von behaupteten Gesetzmäßigkeiten, aber wie die Kameraden hielt er sich an die Soldatenaberglauben, und umso strikter, nachdem er die Ersten hatte sterben sehen, und erinnerte sich bald sehnsüchtig daran, wie sie noch ein paar Jahre zuvor als Kinder Krieg gespielt hatten und ums Haus gelaufen waren, mit Gewehren aus heruntergefallenen Ästen, die zerbrachen, wenn man sie zu fest in den Händen hielt, und wie man damals kein Glück gebraucht hatte. Auch wenn er aufrecht stand in den Frontjahren, mit zurückgespannten Schultern und erhobenem Kopf, fühlte er sich stets gebeugt, als suchte eine kleinere Figur Schutz in seiner Haut, die sich zusammenduckte, ohne jemals aufzusehen. Die, die hofften, zu Helden und unsterblich zu werden, verstand er nicht, nie hatte er weniger Mut für die Ewigkeit aufgebracht als in diesen Jahren, nur eine große, entsetzliche Angst vor der Unendlichkeit.

Halb Kind, halb erwachsener Mann, dachte er nachts an seine Mutter und daran, was sie sagen würde, wenn sie wüsste, was er mit den Menschen gemacht hatte, ohne nachzudenken und mit dem gleichen Nicken wie seine Kameraden, als trügen für ihre Taten andere die Verantwortung. Und ihm fiel auf, dass er schon lange keine Entscheidung mehr selbst getroffen hatte, und er schämte sich, weil es ihn kaum störte. Es gab niemanden, dem man beichten konnte, wie früher als Kind, mit saurem Atem und Wiesenblumen im Knopfloch, niemanden, der einen freigesprochen hätte, vom Töten nicht und nicht vom Menschsein. Beichte und Absolution, Gebet und Selbstbezichtigung funktionierten nicht im Krieg, und er dachte beschämt an seine Mutter, wie sie in Kinderzeiten, wenn er etwas angestellt hatte, geflüstert hatte: Mein Kind, mein schreckliches Kind.

Was war ihm bis heute geblieben? Eine Schuld, eine Gelassenheit, eine Furcht und eine von der Temperatur draußen unabhängige Kälte. Sein Fleisch schien sich an die Winterjahre zu erinnern, selbst wenn er sie vergessen hatte. Immer war ihm kalt. Er fröstelte bei jedem Windzug. Er litt an Gelenkschmerzen, die zunahmen in der Nacht. Er trug schon Schal und Mütze, wenn auf der Straße die Leute noch in Sommerhosen herumliefen. Er gehorchte einer inneren Jahreszeit, und es gab nur eine. Nur in der Badewanne fror er nicht, und so saß er nachmittags oft im heißen Wasser, trank fast noch kochend heißen Tee, dass aus Tasse und Wanne gleichermaßen Dampf aufstieg und die Spiegel beschlugen, bis sie blind waren. Aber schon während er sich anzog, an die Rippen des Heizkörpers gelehnt und die Haut noch rot vom Bad, glaubte er, dass es ihn wieder friere. Manchmal war ihm, als wehte ein frostiger Wind durch seinen Leib, als schneite es innendrin, als würden seine Organe zu Eis. An schlechten Tagen schienen ihm die Schuhe zu klein, die er trug, ihn drückte das Leder nicht nur auf Fußrücken und Fersenbein, aber auch auf die zwei Zehen, die ihm fehlten. Er erinnerte sich, wie sie erst grau geworden waren und weich, mit Schmerzen wie von Nadelstichen, und später taub und so hart, dass man sie hätte herunterbrechen können. Damals dachte er, der Winter würde ihn zerpflücken, ihm die Finger von den Händen und die Zehen von den

Füßen lösen, sie ihm nehmen wie einem Baum die Blätter, ihm Stück für Stück die Glieder abfressen, bis nichts mehr von ihm übrig wäre. Dass diese Kälte einen so großen Teil von ihm zurückgelassen hatte, dass er noch da war, überraschte ihn rückblickend immer noch. Man erzählte sich, wer erfror, spüre vor dem Tod noch einmal eine große Hitze im unterkühlten Körper. Manche, hieß es, hatten in den letzten Minuten das Gefühl, ein ganzes Lagerfeuer brenne in ihren Innereien, so dass sie sich schwitzend und panisch die Kleider vom Leib rissen und mit ausgebreiteten Armen in den Schnee liefen. Erst vor einigen Jahren hatte er in einer Zeitung zufällig über das Phänomen der Kälteidiotie gelesen, darüber, wie sich die Gefäße in den Extremitäten zusammenziehen, wie Hände und Füße aufgegeben werden, damit das Herz weiterschlägt, wie das Blut in den Körperkern gerufen wird, um die Organe zu schützen, wie es kurz vor dem Sterben zurückschießt in die gefrorenen Glieder und einen Brand vorgaukelt, der einen die Arme sehnsüchtig für die Kälte öffnen lässt. Er konnte sich nicht entscheiden, ob er diese Reaktion des Körpers als trostvolles Spiel empfinden sollte oder als grausames, und legte den Bericht sorgfältig zusammengefaltet in seine Schreibtischschublade. Obwohl er stets fror, erkältete er sich nie. Und es kam vor, dass er sich fragte, warum sich die Schuld nicht endlich rächte und er nie und nie krank wurde.

Auch das hatte er beibehalten: einen Sinn für Ordnung und gleichzeitig einen Hass darauf. Er mochte Gründlichkeit und Struktur im eigenen Haus, verabscheute aber beides, wenn Fremde darüber bestimmten. Er liebte die Wiederholung, die Regelmäßigkeit, die Notwendigkeit, mit der bestimmte Tätigkeiten immer aufs Neue ausgeführt werden mussten, und nahm die Abläufe so ernst, dass man nach ihm die Uhr hätte stellen können. Mit der Dämmerung stand er auf, beim ersten Licht ging er mit den Hunden, um elf Uhr vormittags begann er zu kochen, ab zwei schlief er, und um halb vier wachte er auf. Er lief durch den Tag wie ein Zeiger und durch die Zimmer des Hauses wie über ein Ziffernblatt, ohne Abweichungen, ohne Überraschungen. Daheim war er übergenau, räumte die Dinge an ihren Platz, als ginge es um sein Leben, hielt sich an Regeln, die er selbst erdacht hatte, aber kam draußen mit jenen, die für alle galten, nicht immer zurecht. Sich in einem Geschäft in die Schlange vor der Kasse einzureihen war ihm schon zu viel, und oft stellte er den Einkaufskorb auf den Boden neben ein Regal, ging, ohne sich umzusehen, an den Wartenden vorbei hinaus und kam mit leeren Händen nach Hause, so dass ihn die Großmutter später noch einmal schicken musste oder sie abends die Reste vom Vortag aßen.

Wer keine Ordnung mit sich selbst hielt, eine innere und eine äußere, war verloren gewesen im Lager. Die kasachische Steppe kannte keine Formen außer jener der Leere und jener der Weite, jede andere musste man sich selbst ausdenken. Ein Horizont, gegliedert durch nichts, den kaum jemand ertrug. Wermut und Salzkraut in den Boden geduckt. Sand gelb und grau. Es war eine grenzenlose Einsamkeit in einer grenzenlosen Landschaft. Er vermisste die Bäume. Wie weit man auch sah, es gab nicht einen. Nur sie selber standen morgens und abends am Appellplatz wie ein Menschenwald, gerade und still, und manche fielen um im Sturm, und manche schlugen die Wachen nieder. Die Russen gingen so grausam mit ihnen um, wie sie mit ihnen umgegangen waren, und manchmal auch nicht. Nur der Zufall beschützte einen in solchen Zeiten, und nie war man sich sicher, ob man ihn verdient hatte. Einmal war es vorgekommen, dass ihm jemand eine Kartoffel zusteckte, als sie durch die Dörfer marschierten, und er erinnerte sich über die Jahre an kein Gesicht, nur dieses eine vergaß er nie. Er glaubte nicht an Gerechtigkeit und nicht an Ungerechtigkeit, aber bald bloß noch an die Wirklichkeit, in der er sich befand, und auch das fiel ihm mitunter schwer. Es war ein geduldiger Wahnsinn, den man aufbringen musste, vor allem mit sich selbst, nicht aber mit anderen, um sich der Apathie zu widersetzen und zu überleben. Man war leer, müde, ratlos, und hatte man die Kraft aufgebracht, über sich selbst nachzudenken, war man sich unerträglich geworden. Es gab Brot, hart vor Kälte, und ungezuckerten Tee, und die Risse und Furchen in den Händen, die Schicksals- und Lebenslinien waren schwarz von der Kohle, sooft man sie auch wusch. Morgens sah man einen Mann zur Tür hinausgehen, und abends lag er in einem Graben. Stets schien alles vergebens. Den Toten wollte man sagen: Lehr mich, tot zu sein, oder lehr mich leben. Den Lebenden schwieg man ins Gesicht. Jene, die die Hoffnung aufgaben, erkannte man daran, dass sie sich nicht mehr wuschen und nicht mehr nach den Wanzen schlugen und aufhörten, auf Briefe aus der Heimat zu warten. Sie ließen sich gehen, sie gingen in den Tod, stolperten noch ein paar Tage, ein paar Wochen durch die Kohlenschächte und Baracken mit leeren Augen, bevor sie verschwanden und sich niemand fand, der sich darüber gewundert oder sie gar betrauert hätte. Er lernte schnell: Jeder Gegenstand, jeder Mensch war bloß einer, den man noch nicht verloren hatte, aber einer, den man verlieren, einer, den man nicht beschützen konnte.

Das Lager war eine abgeschlossene Welt, aber durchlässig für Gerüchte, von denen niemand genau sagen konnte, wer sie hereintrug, sie kamen auf und legten sich wie der Wind. Man trug sich die abenteuerlichsten Geschichten zu, vieles war erfunden, aber die Dinge, die man sich am wenigsten vorstellen konnte, waren wahr. Er hörte von Kannibalismus und Ruinenfestmahlen, falschen Siegen und richtigen Niederlagen, Heldenmythen und Grausamkeiten, mit denen sich die Kriegsgegner überboten, und nur an die schönen Geschichten brachte er es nicht übers Herz zu glauben. Die Kälte- und Hungermärchen faszinierten ihn vor allem anderen, er und die anderen lauschten ihnen mit der Genugtuung jener, denen die Entbehrung schon zur Gewohnheit geworden war, ohne Mitleid, aber mit Wahnsinn in den Augen. Man erzählte sich, dass der Hunger an manchen Orten so groß sei, dass die Menschen ihre Hunde und Katzen aßen, Lederschuhe in Töpfen zu Suppe kochten und tagelang vor den Mauselöchern warteten, bis ein mageres Tier herauskam, um sich darauf zu stürzen. Die Kälte weiter im Norden und Osten sei so gewaltig, berichtete man, dass die Menschen in den ungeheizten Wohnungen mit ihren Toten zusammenlebten, weil es zu gefährlich war, das Haus zu verlassen. Und unversehens zogen sie sich die Jacken enger um den Leib, wenn sie an diese eiskalten Männer, Frauen und Kinder dachten, die nicht nur mit dem Winter, aber mit dem Tod unter einem Dach lebten.

Die meisten Gerüchte gab es über Stalingrad. Jeder kannte den Namen, nur wenige im Lager waren dort gewesen. Einer von ihnen erzählte ihm bei der Arbeit im Kohleschacht von den Besatzungsmonaten in der Stadt, wenn er genug Atem hatte. Wie der Napoléon-Winter kam, eine Jahreszeit und eine Kälte, die die aufeinander zustürmenden Menschen überrannte. Sich aus den Steppen jene, denen die Füße erfroren waren, auf Knien in Richtung der Stadt schleppten. Wie dürre, unterernährte Männer wahnsinnig an den Fenstern standen und zusahen, wie aus den Bombenschächten zweimotoriger Kampfflieger Konservendosen aus dem Winterhimmel fielen, ein paar Gramm Fleisch für jede Knochengestalt. Wie die Verwundeten sich an die Fahrgestelle der startenden Flugzeuge hängten und ihnen irgendwann die Kräfte ausgingen, hoch über den Panzern, den Dächern, den Schornsteinen, so dass auch sie herunterregneten. Die meisten traf keine Kugel, aber der Hunger in Stalingrad, sagte der Mitgefangene leise, sie starben für die verhungerte Idee vom großen Vaterland mit verkleinertem Herzen, denn der Mangel schrumpfte ihnen das Fett vom Leib und von den Organen. Viele verloschen einfach, manche töteten sich selbst, verschwanden in eine Ecke, aus der sie nicht wiederkamen, und er zeigte ihm vor, wie sich einige mit weit ausgebreiteten Armen dem Feind entgegengestellt hatten, damit er sie auch nicht verfehlte. Sie verteidigten Ruinen, sie schützten eine Hölle, und in den letzten Wochen der Besatzung zogen die russischen Soldaten mit Grammophonkoffern durch die

Straßen. Um die in den Ruinen versteckten Gegner zu zermürben, spielten sie Tag und Nacht Tangomusik und das Ticken einer Uhr. Eine Stimme wiederholte den Spruch *Alle sieben Sekunden stirbt ein deutscher Soldat: Stalingrad – Massengrab,* ahmte er sie hustend nach. Am Ende der Geschichte musste der Mann ein ums andere Mal lachen, wenn er erzählte, wie am 24. Dezember plötzlich künstliche Weihnachtsbäume, kleine mit Lametta, Sternen und Glocken aufgeputzte Tannen auf die zerstörten Häuser niederfielen, ein Befehl von oben, um die Kampfmoral der eingeschlossenen Armee zu heben. Da hatte er gewusst, dass alles verloren war. Und der Großvater fragte sich, wie lang es her gewesen sein mochte, dass er sich das Gleiche gedacht hatte, ganz ohne Baum.

Die Gefangenschaft löschte sein Zeitgefühl. Während der Krieg für die Welt aufgehört hatte, dauerte er für ihn fort, jahrelang. Die anderen waren tot oder heimgekehrt. Er blieb in einem Krieg, den es nicht mehr gab, wurde sein Faustpfand, bewies den Siegern das Siegen und den Verlierern nichts. Er erfand sich einen Herrgott, an den er vormals nicht geglaubt hatte, und verwarf ihn wieder, als er ihn weder rettete noch sterben ließ und auch die Schuld, die er mit sich trug, nicht leichter wurde. Er betete und betete, wollte sich gesundbeten, wollte sich freibeten vom Ort und von sich selbst, war bedürftig nach dem künstlichen Mut, den einem eine höhere Macht im Leid anbot. In seiner Verzweiflung bekam er wieder eine Kinderstimme, die er vor nicht allzu langer Zeit verloren hatte, aber es nützte ihm nicht. Ein böser Mensch darf keinen Gott haben, dachte er dann und dachte an die durch seine Hand Getöteten, an die sinnlosen Toten und daran, dass er kaum je gezögert hatte, bei nichts. Der Krieg war kein guter Ort, Mensch zu sein und Mensch zu bleiben. Und ein unmöglicher für einen Gott. Zu Hause erzählte man sich, die Übriggebliebenen einer Schlacht riefen in aussichtsloser Lage den Teufel zu Hilfe, aber er wusste, auch der kam nie.

Das Klima blieb ihm immer fremd, der brennend heiße Sand, die dünne, trockene Luft, der thermische Dunst im Sommer, dann die harten Böden, der beißende Frost, ein halbes Jahr lang Nacht. Der Wind über der Steppe, so kalt, dass man im Winter selbst auf einem kurzen Weg erfrieren konnte, und so mächtig, dass man sich zu zweit oder zu dritt unterhakte, damit keiner fortgerissen wurde. Es war ein andauerndes Ausgeliefertsein, der Natur, den Menschen und der Zeit, die einen unerbittlich wissen ließ, dass nicht sie verging, aber man selbst.

Er beobachtete sich selbst und die anderen und wunderte sich nie, wenn jemand fehlte. Einige wenige, die zu krank waren, um zu arbeiten, wurden nach Hause geschickt. Wenn ein Transport angekündigt war, schluckte so mancher Salz, das er mit den Russen gegen das wenige Brot, das er hatte, tauschte, damit er krank würde davon, gerade krank genug, um heimzukehren. Viele der Salzesser kamen nicht frei, aber gleich ins Grab, sie aßen die weißen Körner in toxischen Mengen, dehydrierten innerlich, fielen in sich zusammen und erholten sich nicht mehr. Es gab einen Friedhof mit Hunderten Gräbern in der Steppe, und war es Winter, mussten die Toten lange warten, bis die Erde taute und der Boden weich genug war, ehe sie verschwinden konnten. Noch heute machte er sich stets Sorgen, irgendwann einmal nicht ausreichend tief begraben zu werden, so dass ihn die Tiere fressen würden, wie er der Großmutter verriet, wenn er zu viel getrunken hatte.

Im ersten Jahr überkamen sie noch Hungerphantasien, sie saßen beisammen und dachten sich ein Festmahl aus, eine Fata Morgana aus Speck und Torte, aus Sonntagsbraten und Serviettenknödeln, Tafelspitz und Frittatensuppe, aus gekochten Würsten und eingelegten Gurken, weichem Milchrahmstrudel, gezuckerten Palatschinken, heißen Dukatenbuchteln. Einer träumte davon, in einen Apfel zu beißen, ein anderer vom versteckten Zuckerstück im Inneren der Marillenknödel seiner Mutter. Im Kopf ließen sie ganze Kochbücher von der ersten bis zur letzten Seite auftragen, ein unsichtbares Barackendinner für mangelernährte Gestalten, an denen man die Anatomie und die Knochen des Menschen studieren konnte. Man sagte einander Rezepte auf, als wären es Gedichte, bis einer es nicht mehr ertrug. Das Lageressen war in Gramm berechnet. Jeder war ein harter, ungerechter Richter, wenn es ums Brot ging, und wer auch nur eine Krume stahl, wurde ohne Mitleid bestraft und mit einer Grausamkeit, vor der man sich selbst nicht bewahren konnte. Man vertraute niemandem. Man rettete keinen. Und selbst im Lazarett konnte den wenigsten geholfen werden, aber wenn man Glück hatte, wusste der Arzt, woran man starb. Manchmal dachte er an einen Witz, der herumging im vorletzten Kriegsjahr vor seiner Gefangennahme. *Was ist der Unterschied zwischen Christus und Hitler? Bei Christus starb einer für alle.*

Auch der Witz blieb dem Großvater, beim jährlichen Maturantentreffen wurde er wieder und wieder erzählt. Längst brauchte man keinen Gastraum mehr für diese Zusammenkünfte zu reservieren, sie saßen jetzt zu viert an einem Ecktisch zusammen, sortierten anfangs die aus der Zeitung ausgeschnittenen Todesanzeigen und tranken gerade so viel Wein, dass er ihnen den Kopf leicht machte. Alle Übriggebliebenen an dem Tisch waren Soldaten gewesen, der eine kürzer, der andere für Jahre, und ihre gemeinsame Zauberformel war das *Erinnerst du dich noch*. Keiner hatte vergessen, alle erinnerten sich. Manches Mal stumm und nur für sich selbst, manches Mal laut aufeinander einredend, nie ganz frei von Nostalgie und Rührseligkeit. Und immer wunderten sie sich, dass sie zurückgekehrt waren aus dem Krieg, als könnten sie sich auch Jahrzehnte nach dessen Ende das eigene Leben nicht glauben.

Als er damals wiederkam, war er schon ein Fremder, nicht nur für die Daheimgebliebenen, auch für sich selbst. War seine Rückkehr eine unendliche Erleichterung, mit der kaum noch jemand gerechnet hatte, er nicht und auch die zu Hause nicht, so war sie auch ein Schock. Alles war neu. Die Stadt war verändert, manche Gebäude verschwunden, die Menschen steckten in neuartig geschnittenen Kleidern, trugen andere Hüte. Trümmerlieschen blühten in den Ruinen. Seine Eltern erkannten ihn kaum, als er ankam in seinem ausgezehrten, harten Körper, mit einem Gesicht, dem der Blick für die schönen Dinge – eine zärtliche Geste, ein blauer Himmel – abhandengekommen war, und er hörte den Vater mit heiserer Stimme sagen, er solle froh sein, wenn er so alt werde, wie er jetzt aussehe. Er stand da am Bahnsteig im Kreis der Spätheimkehrer, ein paar Toterklärte, die noch nichts wussten von ihrem Tod, wie Gespenster in ihrer Mitte, und verstand die Welt nicht mehr, an die sich der Rest bereits wieder gewöhnt hatte, an den Frieden und den neuen Staat. Er war ein Relikt aus einer Zeit, an die man sich mit dem Glockenschlag ihres Endes nicht mehr erinnern wollte. Und während er auf den Straßen verwirrt vor den ersten Denkmälern stand, wurde in den Häusern schon das Vergessen geübt.

III

Die Großmutter war eine mondäne Gestalt mit grauem Pagenkopf und hochgeschlossenem Kragen, eine großgewachsene Kettenraucherin, die ohne Ausnahme extralange Zigaretten rauchte, weil sie so elegant zwischen den Fingern steckten, und diese nach der Hälfte ausdämpfte, weil sie als zweimal so ungesund galten. Lange schon krank, war sie seit Jahren kaum einmal außerhalb des Hauses gesehen worden, es war, als würde ihr Schicksal am Gartentor enden, als reichte ihr Radius bis an den Zaun, an die dunkle Gerade der Hecken, an die schmiedeeisernen Kanten der mannshohen Eingangstür. Sie lebte in einer Art selbstverhängter Haft. Es war ein Ort, der einem das Einsamsein leicht machte. Es gab nichts Unbekanntes an ihm, jeder Millimeter und jeder Gegenstand war ihr vertraut, und nur ihr Mann schien ihr manchmal fremd, wenn sie den Blick umherwandern ließ. Nachts ging sie, ohne die Augen zu öffnen und ohne das Licht anzuschalten, ins Badezimmer, mit abgezählten Schritten, die jedes Jahr mehr wurden, so sicher war sie sich ihrer Welt. Sie trug die Architektur in den Füßen. Jede Schwelle, jede Entfernung. Blind hätte sie Schritt für Schritt einen präzisen Grundriss nachzuzeichnen vermocht, hätte Linien auszirkeln können mit nackten Sohlen, Winkel vermessen mit ihrem Abdruck. Und wenn sie auch lange keinen Fuß vor das Grundstück gesetzt hatte, stand im Schlafzimmer stets ein mit dem Nötigsten gepackter Koffer neben der Tür, damit sie fortgehen konnte, ohne Zeit zu verlieren und ohne zurückzuschauen.

Sie trug die Goldringe an den Händen wie Jahresringe, die mit der Zeit weniger statt mehr wurden, weil sie sie Stück für Stück fortgab und an die Jungen verschenkte. Sie war empfänglich für jeden Schmerz, und wenn sie die Packungsbeilagen der Medikamente, die sie einnahm, las, litt sie augenblicklich an allen aufgelisteten Nebenwirkungen, den wahrscheinlichen und den unwahrscheinlichen. Sie bestand aus siechem Fleisch und wunden Knochen, Gottgeschichten und Menschengeschichten und eisenköpfigem Stolz. Sie legte Wert auf Etikette, war streng mit sich und anderen. Manches Mal, an Tagen, an denen sie durcheinander war, verwechselte sie das Schreien der Vögel mit dem Klingeln des Telefons, hob mehrmals den Hörer ab, lauschte hinein, verlor sich im Rauschen der Leitung und bemerkte erst nach Minuten, dass niemand antwortete. Diese Vorfälle behielt sie für sich. Sie glaubte, sich zu Tode schämen zu müssen, würde sie jemand nur ein einziges Mal dabei überraschen, wie sie mit sich selber sprach, sehen, wie sie an alten Gewohnheiten scheiterte, den Sinn der Gegenstände missverstand. Sie fand es demütigend, dass einem die Herrschaft über die Dinge abhandenkommen konnte. Und sie fürchtete sich, zu werden wie jene Alten, die überall auf der Welt alleine am Tisch saßen und sich selbst die Geschichte ihres Lebens nacherzählten, melancholische Papageien, die nickend die eigenen Erinnerungen wiederholten wie allerletzte Formeln, abgeleitet aus den Jahren, die schon lange vergangen waren.

Der Großvater ging jeden Tag aus dem Haus, und nur selten kam Besuch. War sie alleine, suchte sie Gesellschaft in den Dingen. Schaute in den Raum wie durch ein Fenster, fand ein Gegenüber in den Zeitungsbildern, lag Seite an Seite mit den Gesichtern der Spielkarten, nachdem sie Patiencen auf der Bettdecke gelegt hatte, bis sie erschöpft zurückgesunken war. Fiel in den Schmerz ihres Körpers. Schlief, die Tabletten am Zungengrund. Trank kalten Tee. Trug die Fingerhüte auf den langen Nägeln wie Kronen, wenn sie die kleinen Löcher in den grauen Socken des Großvaters stopfte. Fing Ameisen, die auf geheimnisvollen Wegen ins abgeschlossene Haus gelangten, in Sirupflaschen und dachte an ihren süßen Tod. Ließ den Rosenkranz kühl durch die Hände gleiten. Sprühte Parfum in die Luft aus einem Glasfläschchen, dachte nach über die Vergangenheit und fand mit den Jahren immer neue Begebenheiten, die ihr noch heute wehtaten, manchmal mehr als damals, denn die Zeit wirkte wie ein Brennglas für den Schmerz. Sah Gespenster kommen und gehen, wie sie mit fremden und mit vertrauten Gesichtern in langen Reihen durch die geschlossene Tür traten und kleiner werdend unsichtbare Treppen in die Luft stiegen, bis sie als Punkte in den Lampenfassungen unter dem Plafond verschwanden. Las so lange, dass sie nicht mehr aufhören konnte zu lesen, auch wenn sie den Roman zuschlug. Die Buchstaben zogen sie magisch an, so dass sie noch die Liste der Inhaltsstoffe eines Reinigungsmittels las, das zufällig am Fensterbrett stand, las die Buchrücken in den Regalen und die Zubereitungsanleitung auf den Teebeuteln, als könnte sie die Augen, einmal geöffnet, nicht abstellen beim Entziffern der Welt. Sie strich den am Bett stehenden Hunden über die warmen Köpfe. Schaute der hölzernen Muttergottes im Eck mal scharf und mal bittend in die Augen. Sagte erfundene Gebete auf. Stand mühselig auf, stakste auf Stelzenbeinen und mit pfeifendem Atem durch den Raum. Rauchte vor dem Spiegel, zog die Streichhölzer aus ihrem Bett, zog die blauen Köpfe über die Reibfläche, sah sie brennen mit flammendem Haar zwischen den Fingern, bis sie verschwanden, dachte an sie wie ans Leben, angerissen, hell und schnell erloschen.

All ihre Tage waren lang, sie hatte eine katholische, ungesunde Geduld, und auch wenn sie an nichts so sehr glaubte wie an Gott, zählte sie nicht zu jenen Menschen, denen es nicht schnell genug gehen konnte mit dem Auffahren in den Himmel. Für das Jenseits interessierte sie sich nicht, und wenn es in Gesprächen um den eigenen Tod ging, sagte sie stets, zum Sterben habe sie zu viel zu tun, obschon es nicht wahr war. Es war eine Frömmigkeit, die aus dem Krieg kam, absolut und unerschütterlich, denn sie fand, wer einmal gerettet worden war, konnte nicht anders, als zu glauben, aber sie tat es bescheiden, weil sie wusste, dass die Rettung für viele andere ausgeblieben war. Als Mädchen war sie wie alle Kinder unempfänglich für die Religion gewesen, für dieses Harren auf Antwort in der Leere, denn wer brauchte einen Gott, wenn man doch die Welt hatte. Die Unterwürfigkeit vor dem Unsichtbaren schien ihr unnötig. Sie war enttäuscht, wenn sie die eigene Mutter, die kluge, starke Frau, die immer gerade stand, so inbrünstig beten sah, mit eingezogenen Schultern und gebeugtem Kopf, während sie den Kindern immer mit spitzen Fingern in den Rücken stieß, damit sie auch aufrecht saßen, denn Stolz beginne in den Knochen. Erst als die Gebete unerlässlich wurden, stimmte sie ein, zögerlich und zweifelnd, ob ein Gott aus Notwendigkeit die gleiche Macht besaß wie einer, den man um nichts bitten musste. In den Kriegsjahren, in denen sie mit den Eltern und Schwestern zu Hause saß, lernte sie das stumme Flehen, denn es war alles, was man tun konnte aus der Ferne, wenn es Nacht wurde und man keinen Schlaf fand. Ein heiles Leben gab es nicht in diesen Jahren, aber eine bittere Kehle, ein lautloses Dasein, heimliches Lachen, einen Blick aus dem Fenster und einen nach oben. Die Abwesenheit der Brüder versuchten sie mit der erträglicheren Abwesenheit des Herrgotts zu füllen. Als mit der Zeit fast alle zurückkamen, blieb sie beim Glauben. Und als später ihre eigenen Kinder geboren wurden, hätte sie sie am liebsten nach Erzengeln und biblischen Figuren benannt, aber der Großvater verbot es mit einem einfachen Kopfschütteln, und so trugen sie alle bloß fromme Zweitnamen.

Sie sammelte all die Götter auf, die die Männer im Krieg verloren hatten, von denen sie sich abgewandt hatten im Augenblick größten Schreckens, und verspürte das Bedürfnis, nach jeder schlecht endenden Geschichte, die sie hörte, umso mehr zu glauben, an deren Stelle und für sie. Die Großmutter war gottesgläubig, aber nicht -fürchtig. Mit der Hölle brauchte man ihr nicht zu kommen, wusste sie doch, dass die schlimmsten Dinge immer auf der Welt geschahen. Je älter sie wurde, umso mehr bewunderte sie mit einer neu entdeckten Eitelkeit die Marienstatuen. Sie sah im Gesicht der Muttergottes eine Verwundbarkeit und eine Schönheit, die sich ihrer selbst nicht bewusst war und die ihr gefiel, weil sie sie in ihren eigenen Zügen vermisste. Sich selbst fand sie zu groß zum Schönsein und nicht klein genug, dass ein Mann sie lieben und beschützen wollen würde. Aber sie hielt sich selbst zusammen, wie man Geld und eine Familie zusammenhält, all ihre Teile, sie schaute auf sich und trug Lippenstift auch in den schlechtesten Zeiten, und als er aufgebraucht und kein neuer zu bekommen war, strich sie sich Fett und den Saft roter Rüben auf den rauen Mund, bevor sie das Haus verließ. Der letzte Blick vor der Tür hinaus auf die Straße galt immer dem Spiegel und einer hölzernen Marienstatue, und das Kreuzzeichen an der Schwelle war eine Gewohnheit, die sie nie mehr ablegte. Den Unterschied zwischen: da passiert etwas, und: da passiert jemandem etwas, verstand sie zu spät. Gerade nicht mehr Kind, fühlte sie sich schon alt und schuldig, ohne zu wissen woran, spürte undeutlich, dass bloße Zeugenschaft vielleicht unmöglich war, wenn man sich wie selbstverständlich als Teil der Welt begriff.

In der Arbeit war sie trotz ihrer Jugend resolut, eine Sekretärin, die man mehr fürchtete als den Direktor, im hochgeschlossenen Kostüm, so eng wie ein Schnürleib, dass man sich heimlich fragte, wie sie wohl ein- und ausatmete unter dem straffen Stoff. Eine Vorzimmerkraft, deren Absätze unter dem Schreibtisch auf den Boden klackerten, wenn sie mit zusammengestellten Füßen im Takt der Schreibmaschine mitmarschierte, ein Schritt für jede getippte Silbe. Wer sie lachen sah, konnte den ganzen Tag an nichts anderes denken. Wer sie beim Lächeln erwischte, fühlte sich als Eingeweihter. Es geschah nicht oft, sie hielt die Menschen fern, ohne es zu wissen und ohne es zu wollen. Im Luftschutzkeller saß sie mit starrem, nach oben gerichtetem Blick und hochgezogenen Schultern, den Rosenkranz der Mutter in den feuchtkalten Händen. Man wartete auf das Schicksal, als säße man in einem Würfelbecher. Es roch nach süßem, wässrigem Parfum und nach Schweiß. Einmal fürchtete sich eine ihrer Kolleginnen so sehr, dass sie ihren Arm fasste und mit schreckensweiten Augen zu beten begann, als wäre die fremde Gliedmaße ein Andachtsgegenstand, an den man sich in höchster Not halten durfte.

Immer in Erwartung einer Katastrophe, war sie für jedes Ausbleiben eines neuen Unglücks dankbar. Das alte aber blieb ihr, ein kleines, verlegenes Leid für jeden Tag, eine unaufgeregte Traurigkeit, die sie bald mit Gewohnheit verwechselte. Immer wollte man seine Toten wiederfinden, in sich, in einem anderen, in jedem Traum, suchte sie wie einem Auftrag folgend, wartete, dass sie eine Straße herunterkamen, prüfte, ob sie sich in fremden Gesichtern verbargen. Die Welt war ein Suchbild, in dem sie nach dem toten Bruder Ausschau hielt, aber wenn sie ihn dann zu Hause sah, auf dem Bild unter dem schwarzen Band, setzte ihr Herz jedes Mal für den Bruchteil einer Sekunde aus, und sie fragte sich, ob man irgendwann, am Ende aller Tage, an den Unregelmäßigkeiten des Herzschlags, an den Arrhythmien des biologischen Metronoms im Körper, das Geheimnis des eigenen Lebens würde ablesen können. Ihr selbst geschah nichts in diesen Jahren, was sie gewagt hätte schlimm zu finden, ging es doch vielen schlechter, hatten andere doch viel mehr Tote zu beklagen. Sie entzog sich den Verletzungen und nahm die Entbehrungen und mit ihnen ihr eigenes Leben nicht ernst. Sie ging sich selbst aus dem Weg, aber in stillen Momenten fand sie sich herzlos, weil der Überlebenswille größer war als aller Schmerz, den der tote Bruder hinterließ.

Wie so viele Frauen begegnete sie ihrem späteren Mann beim Tanzen, einige Jahre nach Kriegsende. Man konnte nicht sagen, dass es sich um einen glücklichen Zufall handelte. Der Großvater war ein schrecklicher Tänzer, ungelenk und dabei leidenschaftlich aufgeregt wie ein Arsenpferd, einer, der seine Unsicherheit mit Vehemenz kompensierte. Er wusste es, aber es gelang ihm nicht, sich zu zügeln, die Musik fuhr ihm in die Glieder, und die Muskeln spannten sich wie von allein zu völlig missglückten Schritten. Als er sie zum Tanz aufforderte, bat sie, dass sie sich lieber zusammen an einen Tisch setzten. Ihr gefiel sein misstrauisches Gesicht und sein grau-braun entzündeter Blick, die verzweifelte Entschlossenheit, mit der er versuchte, sich der Musik zu entziehen, und doch am Stuhl wie ein Pendel hin- und herschwang. Beide waren sie vor allem anderen eines: der Einsamkeit müde, und so heirateten sie ein paar Monate später, ohne auf die große Liebe zu warten, scheue Fremde, die die Idee verband, um jeden Preis nach vorne und nicht zurück zu schauen.

Als sie sich das erste Mal unbekleidet sahen, schaute sie ihm, wie Freundinnen es ihr geraten hatten, prüfend unter die Arme und die Achseln. Er war nur nackt, sie entdeckte keine Tätowierung und auch keine Narbe eines Schusses oder tiefen Schnittes, aber sie wusste schon, dass es kein äußeres Merkmal für Schuld gab, kein Kennzeichen, das die Biographie auf den ersten Blick freigab. Sie war eine praktische Frau, las auch seinen verlorenen Gott auf, stellte ihn zu den anderen in ihr Herz und glaubte mit aller Kraft, dass nicht alles gut, aber gut genug für sie beide würde. Wenn jemand heute fragte, warum der Großvater so sei, wie er sei, antwortete die Großmutter nur: Das war der Krieg. Sie hatte keine andere Erklärung. Der Krieg hatte sein Leben in ein Davor und ein Danach geteilt. Sie kannte den Heimkehrer, den Kriegsgefangenen, den Überlebenden, lernte spät aus betrunkenen Geständnissen den Mörder kennen. Dem Menschen davor aber, dem Unversehrten, dem Unschuldigen, war sie nie begegnet. Wer er ursprünglich vielleicht gewesen war, zimmerte sie sich aus Geschichten zurecht, aus seinen selten geteilten Erinnerungen, aus den Jugendphotographien und den Erzählungen alter Freunde und Verwandter, und oft tat sie sich schwer, es zu glauben, wenn ein Cousin sagte, wie fröhlich sie als Buben doch gespielt hatten und dass der Großvater so gerne gesungen hatte, dass man ihn als Kind *Vögelchen* rief.

IV

Auch wenn Alma ihr Kommen angekündigt hatte, war das Tor versperrt. Kein Fenster stand offen, die Jalousien waren halb heruntergelassen, das Grundstück mit dem kleinen Haus sorgfältig in sich abgeschlossen. Selbst die Hecken waren undurchdringlich, man fand kein Loch, keine schüttere Stelle, durch die man hätte hindurchsehen können. Immergrün gaben sie auch im Winter den Blick nicht frei, eckig standen sie im Schnee neben den dünn gewordenen Bäumen, einer bleiernen Geometrie folgend. Nur ein Essigbaum erhob sich unruhig im Garten, leuchtend und fragil, dessen Blätter im Herbst so rot wurden, dass man, schaute man schnell hin, stets glaubte, er brenne. Obwohl das Grundstück direkt an der Straße lag, fehlte ihm eine Durchlässigkeit, die es als Teil einer größeren Welt erfahrbar machte. Wie rasch diese sich auch drehte, auf jene mit der Hausnummer 28 schien sie keinen Einfluss zu haben. Sie war immer still, museal und wie konserviert. So fühlte sich Alma stets ein wenig als Eindringling, wenn sie am Gartentor klingelte.

Die seltenen Besuche bei der Großmutter, bei denen man den Eltern missmutig vor den Beinen stand, Geschenke bekam, die man nicht haben wollte, und Ermahnungen, artig noch einmal anzurufen und sich für ebendiese zu bedanken, wurden mit den Jahren noch weniger, blieben irgendwann ganz aus und fingen erst wieder an, als Alma lange erwachsen war. Die beiden Frauen begannen von vorne, mussten sich aneinander gewöhnen, versuchten sich kennenzulernen, als hätten sie sich noch nie gesehen, und zu vergessen, dass sie es schon viele Male hatten. Mit einem anderen Mut, mit einer anderen Angst. Sie näherten sich einander mit zitternden Raucherhänden und einer Entschlossenheit, die auch jene unangenehme Stille ertrug, die sich einstellte, wenn man noch nicht wusste, wovon man zu sprechen und wovon man zu schweigen hatte. Anfangs war sich Alma nie sicher, wie sie zueinander standen, obwohl sich die alte Dame zu freuen schien, wenn sie kam. Aber sie konnte lange nicht sagen, ob es die Freude war, einen Menschen zu sehen, den man gernhatte, oder bloß jene, ein Gegenüber zu haben, das einem das Einsamsein erleichterte.

Im Haus war Alma erst angekommen, wenn sie ohne Schuhe und auf bloßen Sohlen der Großmutter gegenüberstand. Stets schien Alma, als beträte sie beim Anblick der alten Frau wie durch eine Tür eine unterschlagene Welt, ein Hinterzimmeruniversum der Zeit. Beide Großeltern lebten mehr in der Vergangenheit als in der Gegenwart. Es war ein Haus wie ein Einmachglas, das noch die entferntesten Jahre haltbar gemacht hatte. Ein Behälter für den alten Schmerz. Alma kam und ging und dazwischen hörte sie zu. Der Großvater schwieg und die Großmutter erzählte von früher. Ihre entzündeten Augen leuchteten bei jeder Geschichte, und Alma wurde das Gefühl nicht los, dass es nicht nur die Freude am Erzählen war, aber in ihrem Kopf auch Tag und Nacht Lichter zum Gedenken der Toten brannten. Die Verstorbenen waren immer weiter anwesend in diesem Haus, verpflichtet von Erinnerungen, ein gespenstischer Hofstaat, dem man nicht entkam. In die Hirnschale der Großmutter hineinzuschauen war wie ein Blick in den Nachthimmel: Man sah immer nur in die Vergangenheit des Universums.

Während sich der Großvater bei ihren Besuchen in der Küche versteckte, saßen sie beide im Wohnzimmer. Der Raum lag stets im Halbdunkel, und auch abends wurde das Licht erst eingeschaltet, wenn es draußen vollends finster geworden war. Die Möbelstücke waren alt, abgenutzt oder durchgesessen. Die Teppiche dort dünn geworden, wo man häufig ging, die Lampenschirme aus Schweinsblase rissig und porös. An den Armlehnen der gelben Fauteuils glänzte der glattgeriebene Samt, und die Jahre hatten die Ecken der Kommoden gerundet. Auf den Vitrinen standen Photos, bleich von der Sonne. Auf einem saß eine Frau mit einem roten Handtuch um den Kopf unter einem Feigenbaum beim Frühstück, auf einem anderen lag sie in einer Wiese, mit geöffneten Lippen und Klatschmohnblüten auf den Augenlidern. Von dieser Reise, dem ersten Urlaub im Süden, erzählte die Großmutter stets, dass es ihr glücklichster gewesen war und dass die Händler damals an der Straße standen, mit schwarzen Hüten randvoll mit Obst, die sie abends, hatten sie die letzte Orange verkauft, wieder aufsetzten, zurechtrückten und erst vor einer schönen Frau in der nächsten Bar wieder lüfteten. Ein Fernseher stand auf einem Häkeldeckchen und ein Kaktus am Fensterbrett. Es roch nach Möbelpolitur und ätherischen Ölen. Die zwei Schäferhunde schliefen in einem Eck auf alten Perserteppichen, und lagen sie an einem anderen Platz, sah man, wie fleckig die Tapete war, schmierig und gedunkelt von ihren Körpern. Früher gab es auch ein Käuzchen, ein Tier mit den Augen auf dem Rücken, das tagsüber mit dem Kopf zur Wand im Käfig saß und ihn immer mit einer 270-Grad-Umdrehung just dann wendete, wenn man es am wenigsten erwartete, und nachts freigelassen im Sturzflug durch das Treppenhaus flog und die Mäuse aus den Zimmern und dem Keller trug. Statt Aschenbecher hatte man Teetassen mit großen Henkeln, die man von Zimmer zu Zimmer trug, je nachdem, wo man sich aufhielt. Nach der Begrüßung ließ sich die Großmutter von Alma die lange Zigarette anzünden, stöhnte, nahm die Flasche Napoléon aus der Speisezimmerkredenz im Herrgottswinkel, goss sich ein Glas ein und begann das Gespräch mit einem Hustenanfall und einem *Stell dir vor.*

Stets saß sie Alma gegenüber im Geruch süßen Parfums, hager wie die meisten Kranken, feinnervig und altersschwer, in einem Morgenrock über der bis zum Hals zugeknöpften Bluse, das graue Haar, von dem sie sagte, dass es im Winter langsam wuchs und im Sommer schnell wie die Rosen, schnurgerade über den Wangen. Die Hände so durchsichtig, als wären sie schon vom Tod berührt. Getrocknete Paternostererbsen als Ohrschmuck. Wenn sie redete, redete sie nicht drauflos, aber sprach im heiseren Beschwörungston, leise, langsam und herrisch. Es war keine Unterhaltung, es war eine Aufführung, eine Darbietung für die Spätgeborene, die niemals vorgab, etwas anderes sein zu wollen. Sie verabreichte die Geschichten wie

Schmerztabletten, wohldosiert, mal mit dem Teelöffel, mal mit der Schöpfkelle, ein glanzvolles Unglück nach dem anderen. Es war, als habe sie nur darauf gewartet, dass Alma alt genug für jedes einzelne wurde. Sie platzte aus dem Schweigen förmlich heraus. Mit fernem Blick führte sie das Theater ihres Lebens auf, ließ Menschen wie Gespenster auftauchen und durch einen tragischen Tod wieder verschwinden. Leckte sich über die unter dem Lippenstift aufgerissenen Lippen, wenn sie innehielt, und sah zum Kruzifix in der Ecke, wenn sie wieder anhob. Für jeden Toten nippte sie am Napoléon. Alle traten auf, so genau beschrieben, dass Alma ihre Gesichter vor sich sah, eine ganze Welt aus vielen fremden und wenigen bekannten Namen, mit Eigenarten und Einzelheiten, die man nicht mehr vergaß. Da war: Ein Kind, mit einem erwachsenen Blick und einer Zahnlücke, sinnlich wie eine Frau, dessen Atem immer nach Fleisch roch. Ein Mann mit einem Hund, der nur durch eine schon geöffnete Türe ging, wenn man sie ihm pantomimisch ein weiteres Mal öffnete, nachdem er einmal durch eine gläserne gelaufen war. Ein Mädchen in einer eisernen Lunge, dessen Schwester ihm jeden Tag den aus der riesigen Maschine herausragenden Kopf frisierte und das Haar zu winzigen Zöpfen flocht. Ein säulenhaft großer, dürrer Pfarrer mit Sprachfehler, der einigen Lawinentoten, die noch unter dem Schnee begraben lagen, den letzten Segen spenden wollte und dabei selbst verschüttet wurde, ehe er das Gebet noch zu Ende gesprochen hatte. Ein Verehrer, der all seinen Briefen einen frankierten und an ihn selbst adressierten Umschlag beilegte, damit ihm die Großmutter auch sicher zurückschrieb. Der Direktor, der auf jede schlechte Nachricht mit *Aber ich bitte Sie* antwortete, weil man ihm das nun wirklich nicht antun könne. Die schüchterne Cousine mit der unglücklichen Vorliebe für Heiratsschwindler. Die Mutter, die ein Bild des verstorbenen Sohns im Büstenhalter mit sich führte, weil sie es nicht ertrug, es an einer dem Herzen ferneren Stelle aufzubewahren. Die Bäckersfrau, die nach dem Krieg, als der Hunger am größten war, Semmeln zum Fenster hineinwarf in der Morgendämmerung. Und Herr Ribitsch und Frau Laposa und Doktor Ka und Doktor Mokry und Tante Kokol, Frau Veres, Frau Sand, Frau Brigitte, Fräulein Schneider, Herr Baldur, Herr Müller, Herr Novak und Hunderte andere. Es dauerte, bis Alma sich zurechtfand in diesem Kosmos, das Namensregister auswendig konnte, sich die Handlungsstränge und Schicksale merkte und sich schließlich in ihm bewegte, als wäre sie ein Teil davon. Mit manchen dieser Menschen schloss sie rückwirkend Freundschaft, und einige waren ihr bis zum Schluss unsympathisch. Die Erinnerten alterten nicht, trugen das Alter wie eine unabänderliche Eigenschaft, harrten aus in ihrer Jugend- oder Greisenzeit, überdauerten im Gedächtnis der Großmutter so, wie sie ihr begegnet waren, und blieben auch für Alma stets dieselben. Mit den Jahren wuchsen ihr diese Zeitkapselfremden so ans Herz, dass sie sich manchmal fragte, was die eine oder der andere in einer bestimmten Situation wohl zu diesem oder jenem gesagt hätte, oder sie fand, dass ein Wartender an einer Bushaltestelle Ähnlichkeit mit jemandem hatte, dem sie nie begegnet war, aber den sie so gut aus den Geschichten kannte. Nur der tote Bruder blieb tot und erwachte nie zum Leben, die Großmutter machte ihn gegenwärtig nicht als Person, aber als Leerstelle, als menschengroße Lücke in der Luft, als eine Abwesenheit, die unaufhörlich nachwuchs, sommers wie winters, ganzjährig, langlebig. Und auch über die eigenen Kinder verlor sie kaum je ein Wort.

Sie war eine gute Erzählerin, die stets die Spannung hielt. Vor allem die Bösen ihrer Lebensgeschichte präsentierte sie geschickt und als hydraartige Wesen, denen mit jeder neuen Erzählung zwei neue, bislang ungekannte Köpfe wuchsen. Sie fand, man sollte auch der schlechten Menschen gedenken. Sie trank auf die Toten. Je betrunkener sie wurde, desto mehr sprach sie von Gott. Es war, als verriete sie im Rausch ein Geheimnis, das sie zu lange für sich behalten und das, wie jedes Geheimnis, ihr die Bürde der Einsamkeit auferlegt hatte. Den Beweis seiner Existenz sah sie darin, dass es immer hätte noch schlimmer kommen können. Gott kam nicht als Erlöser, nicht als Heilsbringer vor, aber als eine Kraft, an die zu glauben es sich als vernünftig erwiesen hatte, weil er ihr die größten Bitten nicht versagt und nur einen Bruder als Faustpfand für sich behalten hatte. Ein ums andere Mal verriet sie Alma, dass sie nur für andere betete, nie aber für sich. Dass sie den Anteil an Gottesschutz, der ihr zustand, schon früh aufgebraucht hatte, als Kind zu überheblich gewesen war, um zu glauben, und ihr heute schon lange keiner mehr helfen könne mit den vielgestaltigen Gebrechen ihres Körpers, den kranken Organen, den kaputten Knochen.

Über ihren Mann, Almas Großvater, sprach sie, als wäre jede Erkenntnis nur eine vorläufige, als entdeckte sie, während sie redete, unaufhörlich neue Einzelheiten an ihm, die ihr noch nicht aufgefallen waren, sie probierte Wörter für ihn aus, hörte ihnen nach, ob es auch die angemessenen waren und sie ihm gerecht wurden, dokterte herum an seiner Person, als wäre er ein Kreuzworträtsel und kein Mensch aus Fleisch und Blut. Jeder Satz vermittelte neben einer verhaltenen Zuneigung eine eigenartige Distanz, als wäre es unmöglich, diesem Mann nahezukommen. Das ist der Krieg, sagte sie stets, wenn sie stockte und nicht weiterkam, sich abarbeitete an seinem Leben, das sich ihrer Inszenierung entziehen wollte. Alma kam es vor, als bereite es der Großmutter Probleme, den Menschen zu fassen, der aus den Ereignissen hervorgegangen war, seine Widersprüche zu einem einzigen wiedererkennbaren Mann zusammenzuführen, von einer einzigen statt von vielen Gestalten zu berichten, die nur der gleiche Name und Körper verband. Sie war aufgewühlt, wenn sie von ihm erzählte, im einen Augenblick ängstlich darauf bedacht, keinen falschen Eindruck zu erwecken, und im anderen so hart im Urteil, dass sie selbst davor erschrak. Sie füllte die Lücken und rückte die Jahreszahlen, die Alma in ihren Kinder- und Jugendtagen so verwirrt hatten, zurecht. Sprach über seine Buben- und Soldatenjahre, die Manteltaschenerde, von der er sicher war, dass sie ihn zurückgebracht hatte, weil auch Aberglauben ein Glauben war, gab wieder, was sie im Laufe eines gemeinsamen Lebens in den schwächsten und stärksten Momenten des Großvaters erfahren hatte, zusammengetragen aus weinseligen, durchlässigen Stunden. So hartnäckig er sich der Pflicht entzog, sich zu erinnern, so vehement tat es die Großmutter an seiner statt. Ihr gelang eine erstaunliche Verwandlung im Alter, sie fühlte sich der Loyalitätsidee der Familie nicht länger verpflichtet, das Verschweigen war ihr kein Bedürfnis mehr, die Irreführung fremd, sie dachte schnurgerade. Sie nannte die Dinge beim Namen, und auch wenn ihre Erzählungen theatralisch waren, spielte sie selbst keine Rolle. Sie verachtete, was der Großvater getan hatte, verurteilte seine Verbrechen, die fremden Taten, aber schämte sich nicht für sie, nur für die Lügen, die Entschuldigungen, die Rechtfertigungen, die sie ungeschehen machen sollten. Die Wahrheit schien ihr kein Verrat mehr. Bilder, Fakten und Orte traten zu Tage. Vom meisten hatte Alma nie zuvor gehört. Der Krieg der Großmutter klang anders als der, von dem zu Hause hinter vorgehaltener Hand gesprochen worden war. Der Abenteuercharakter verlor sich, eine Mischung aus Langeweile und Grauen trat an seine Stelle. Die Geschichte, ein Opfer der Umstände geworden zu sein, erlaubte sie ihrem Mann nicht, denn sie wusste, Schuld war eine persönliche Leistung, und wer sie nicht annahm, konnte nicht um Vergebung bitten, auch wenn es weder die Freisprechung vom Bösen noch Gottesapplaus für den Versuch, ein guter Mensch zu sein, gab. Sie hüstelte bei dem Gedanken. Sie ließ den Großvater für Alma noch einmal sein ganzes Leben durchlaufen, machte ihn der Reihe nach zum Säugling, zum Buben, zum Soldaten, zum Mörder, den auch die Befehle, die er befolgt haben mochte, nicht vor diesem Urteil bewahrten. Zum Gefangenen und Gequälten, zum Wiedergekehrten und doch Zurückgebliebenen, schlussendlich zum Ehemann, Vater, Großvater ohne Zehen. Es war die Verwandlung vom singenden Kind zum schweigenden Alten, sie passierte in wenigen Stunden, auch wenn sie in Wirklichkeit Jahre gedauert hatte. Almas Fragen beantwortete sie immer genau und ohne Eile, denn sie wollte nichts mehr verbergen. Dass Gnade unverdiente Zuwendung sei, sagte sie wiederkehrend in diesen Gesprächen, dass traurige Menschen oft Hunde hielten, die sie heimlich liebten, und böse Menschen auch, und ihre Hände lagen auf den grauen Köpfen der beiden Schäfer. Dass sie, auch wenn es immer schwer gewesen war, mit ihm zu leben, nicht ohne ihn sterben mochte. Und wenn sie ansonsten auch nur auf die Toten trank, nahm sie doch stets einen Schluck vom Napoléon, wenn sie vom Großvater sprach, forsch und mit geschlossenen Augen, als gäbe es keinen Unterschied.

Die beiden Frauen kamen sich nah. Ihre Begegnungen waren Spaziergänge im Gedächtnis der einen, die andere war Besucherin im Museum eines verschwindenden Lebens, Gast in einem fremden Schädel voller Geschichten, die ihren Weg bereitet hatten. Manche Kinderfrage und manche Erwachsenenfrage fand eine Antwort. Es reichte für eine späte Liebe. Einmal, als der Großvater an einem Vormittag nicht da war, kam Alma mit einem Blumenstrauß zu Besuch, ging suchend durchs Haus und überraschte die Großmutter im Badezimmer. Sie saß in der kaum gefüllten Wanne im kalten Wasser und wusch sich unter Schmerzensschreien das Haar. Als sie Alma sah, begrüßte sie sie, als wäre nichts gewesen. Sie war zu stolz, sie hinauszuschicken, aber bedankte sich wohlerzogen und mit heiserer Stimme für die Blumen. Das Bild der gelben Narzissen in den Händen der alten, nackten Frau, ihre Gänsehaut über der haarlosen Scham, diese asketische Galgenschönheit, die dem Tod vorausging, sollte Alma ihr Leben lang nicht mehr vergessen.

V

Alma und Friedrich lernten sich spät kennen. Sie machten sich keine Illusionen, sie anerkannten, dass ihre Begegnung nichts als ein gigantischer Zufall war, versuchten darin keine schicksalhafte Fügung zu sehen, auch wenn es ihnen mitunter schwerfiel. Dass das Einander-nicht-Suchen einen nicht vor dem Einander-Finden schützt, wussten sie bald. Friedrich war ein hagerer Mann mit einem verletzlichen Zug um den Mund, leise in Gesellschaft, aber streitbar, wenn er doch sprach. Ein ehemaliger Ministrant, der stets mit einem Photo von sich selbst mit frischem Haarschnitt zum Friseur ging, um immer gleich auszusehen und nicht von sich selbst abzuweichen. Einer mit einem anderen Schweigen, als sie es kannte, mit ungereimten Bildern, guten Ideen und schlechten Entscheidungen. Ein Photograph mit dem sehnigen Körper eines Marathonläufers, eines Asketen, dem eine Zurückhaltung eigen war, die sie rührte, und dem nichts so unangenehm war wie fremde Weisheiten. Ein Mensch, durch den ein Riss ging. Als Alma ihrer Großmutter ein Photo von ihm zeigte, sagte sie, er sähe aus wie jemand, in dessen Leben schon viel kaputtgegangen sei. Und bereits bei ihrer ersten Begegnung war ihr, als schmeckte sie in ihm schon das Ende, nicht nur ihres und nicht nur seines, aber das aller Dinge, und auch wenn sie den Gedanken lächerlich fand, ertappte sie sich immer wieder aufs Neue dabei.

Als sie sich trafen, war sie gerade noch jung, während er bereits alt wurde, ohne es bemerkt zu haben. Sie fielen einander zu ohne Widerstände, wortlos, ungewollt, unverdient, aber mit einer engmaschigen Folgerichtigkeit, die keinen Platz ließ für Zweifel und keine Zeit für Umkehr. Es fiel ihnen leicht, einander zu lieben. Eine mühelose Nähe verband sie, eine Vertrautheit, die weder Anstrengung noch Erfahrung bedurfte. Sie störten sich nicht am fremden Leben, das zu einem jeden gehörte, fürchteten weder das Voran- noch das Kaputtgegangene des anderen. Sie wusste, dass man sich vor der fremden Vergangenheit bloß fürchtet, weil sie nichts mit einem selbst zu tun hatte, und dass man diese Kränkung ertragen können musste. Sie waren behutsam und rücksichtslos gleichermaßen miteinander, standen aufrecht, wissend, bereit, die erlittenen Verluste noch gut im Gedächtnis. Etwas Stilles und etwas Unstillbares lag zwischen ihnen, ein großer Hunger. Abends saßen sie einander gegenüber in Bars, tranken Wein aus Wassergläsern, und Alma streckte die Hände aus nach seinen Rauchringen, als wollte sie sich diese um den Arm legen wie Reifen. Stets gingen sie erst zur Sperrstunde, wenn sie sich die Ellbogen an der Theke aufgescheuert hatten. Es waren wilde Nächte, die sie miteinander verbrachten, und je dunkler und stickiger ein Zimmer war, desto besser geeignet schien es ihnen. Sie ließen die Jalousien herunter, zogen die Vorhänge zu und schlossen die Augen im Finsteren. Sie schliefen wortlos miteinander und überließen sich den ungefügigen Kräften der Finsternis, oder sie verbrachten ganze Stunden redend unter der Bettdecke, auf engstem Raum, mit der kleinsten Dunkelheit, als wären sie Kinder, die nachts heimlich lasen, in einander statt in

Büchern. Sie redeten, bis sie die Müdigkeit übermannte. Dann sah er ihr beim Schlafen zu, während sie von ihm träumte. Wenn sie in den Morgenstunden Mund an Mund lagen, wachte Alma auf, passte ihren Herzschlag dem seinen an, so lange, bis sich ihr Brustkorb und seiner im selben Rhythmus hoben und senkten, so dass sie beide im selben Augenblick ausatmeten und niemand den weinsauren Atem des anderen roch. Wenn sie später dann aus dem Chaos der Decken und Polster krochen, um nach Luft schnappend die Fenster zu öffnen, gab das Licht die zerbissene Haut und die blauen Flecken der Nacht frei, Würgemale und Blutergüsse groß wie Untertassen.

Friedrichs Lieblingsstelle an Almas Körper war die Michaelis-Raute, jenes gleichschenkelige Oberflächenrelief am unteren Rücken zwischen den Beckendornen einer Frau, in deren Einbuchtungen man die Fingerspitzen legen konnte. Als er sie das erste Mal nackt sah, nahm er sie wie in einer Bewegungsstudie wahr, Bild für Bild, abgehackt und losgelöst, und erst als sie endlich schlief, bewegungslos, erfasste er sie ganz. Es war eine ungerührte Schönheit, von der er gerne unbeeindruckt gewesen wäre. Es war ein großer Körper, der sich selbst genügte, ein Schaubild für die Lehre der runden Formen. Er sah aus, als sei alles Gerade und Kantige an ihm außer Kraft gesetzt, als sei für die Liebe alles Eckige getilgt geworden, so dass man sich nicht daran verletzen könne. Es gab die geschwungene Linie der Taille, die weichen Dellen der Oberschenkel, die Drosselgrube und die Armbeuge. Er sah Almas bleichen Bikinistreifen und die nadelfeine Blinddarmnarbe am Unterbrauch, studierte auch das Mal eines

Schulterbruchs, die Stelle, an der der Körper geöffnet und wieder zusammengenäht worden war, als gäbe es eine verschlossene Tür in der Haut, durch die er gerne einen scheuen Blick geworfen hätte.

Schliefen sie miteinander, konnten sie nicht aufhören, miteinander zu schlafen, eine ausdauernde, maßlose Kraft wirkte auf sie ein, und sie gerieten in einen grotesken Rausch, in dem die eigene Existenz für kurze Zeit unterbrochen schien. Manchmal benommen, hier und da amüsiert von dem wahnwitzigen Sog, lag Friedrich dann da mit geschlossenen Augen, die Hände an ihren Brustspitzen, als wäre er blind, während sie auf ihm saß mit feuchten Schenkeln, schamlos und ernst, als säße sie auf einem Stuhl. Dann waren sie leise, spürten den Muskelkontraktionen nach, hörten auf die merkwürdigen Geräusche der Gedärme und waren sich nie ganz sicher, ob sie aus dem einen oder aus dem anderen Körper kamen.

Sie lebten weit genug voneinander entfernt, dass Alma, wenn sie morgens Kaffee trank, in der Zeitung nachsah, wie das Wetter in der anderen Stadt sei, um sich Friedrichs Tag vorstellen zu können, die Verhältnisse von Licht und Niederschlag, Wind und Frost, ob er mit einem Regenschirm aus dem Haus ginge oder ohne Mantel. Der Wetterbericht war ein heimliches, fernes Schlüsselloch. Wie ein Kind baute sie sich die Welt aus ihren einfachsten Teilen, aus Sonne, Mond und Wolken, und war, wenn es hier regnete und dort die Sonne schien, am Ende des Tages eigenartig beruhigt, dass sie zumindest die Dunkelheit und die Nacht gemeinsam hatten. Sie entwickelte kleine, versponnene Meteorologien, winzige Witterungslehren, Thesen über Temperatur und Schnee, als lebten sie nicht bloß in unterschiedlichen Städten, aber auf verschiedenen Kontinenten. Sie stellte sich ihn vor, einen hageren Mann zwischen den Versatzstücken eines beliebigen Ortes, vor einer Tür, die sie nicht kannte, in einer Straße, von der sie nichts wusste, in einem Leben, abgelegen von dem ihren, dachte sich Bilder, in denen nur das Wetter wahr war. Früher habe man, wenn man jemanden vermisste, der weit weg wohnte, bei der Wetterstation oder im Wirtshaus angerufen, um etwas über den anderen zu erfahren, erzählte die Großmutter, und Alma dachte, dass alles, was einem neu schien, wenn man liebte, längst alt war.

Sie sahen sich selten, und so war es eine Lust, der die Entbehrung vorausging. Sie fasteten aneinander, hungerten über Wochen, bis sie sich wieder trafen, und blieben doch höflich und zurückhaltend, wenn sie sich endlich umarmten, um dem jeweils anderen nicht die Last der eigenen Bedürftigkeit aufzubürden. Sie gingen vorsichtig vor, als litten sie an einer menschlichen Baumkronenschüchternheit, als wären sie wie jene Bäume, die das Wachstum einstellen, sobald bei Wind ihre Kronen zusammenstoßen, um einander in keinem Fall zu behindern. Dass es auch ein Lieben war, bemerkte Alma an ihrem Körper, sie nahm das Herz plötzlich als einen Muskel wahr, spürte es größer und kleiner werden, spürte, wie es sich zusammenzog und ausdehnte, die Arbeit des Sehnens. Sie machte kein Aufhebens darum, und nach langer Zeit fiel es ihr erstmals wieder kein bisschen schwer, am Leben zu sein und zu bleiben. Wenn Friedrich kam, trafen sie sich am Stadtrand und fuhren hinaus aufs Land. Immer lenkte er einhändig, griff nach ihren im Schoß liegenden Fingern, und sie hielt seine Hand in beiden Händen, wie etwas, das man gewonnen hatte, bis sie ankamen. Es war, als brauchten sie nichts anderes als eine Landstraße, einen Kirchturm in der Ferne, einen Wald, abends eine Bar und ein Bett. Es war die furchterregende, berauschende Freiheit früher Tage. Sie gingen auf kleinen Wegen und waren erleichtert, wenn ihnen ein Fremder entgegenkam, an dem sie sehen konnten, dass sie fremd waren und weit weg von ihrem gewohnten Leben. Sie verloren sich zwischen den Bäumen und standen nebeneinander, als hätten auch sie Kronen, durch die der Wind fuhr. Sie standen einander gegenüber und dachten: Wir haben nichts, wir suchen alles. Sie standen einander gegenüber und dachten: Wir suchen nichts, wir haben alles. Die Sonne ihrer ersten gemeinsamen Zeit harnischte sie für alle späteren, dunklen Tage. Wie Alma die warmen Monate liebte. Am Ende eines jeden Sommers verzweifelte sie, wurde von einer wilden Sehnsucht erfasst nach seinen hellen Stunden und nach dem Geruch von heißem Stein, kindisch und rabiat. Wie das Wetter nahm sie die Jahreszeiten persönlich. Sie war eine fragile Agnostikerin, die jenen Gott, an den sie nicht glaubte, manches Mal vermisste, aber sommers fehlte er ihr nicht. Sie wünschte, statt zu beten. Immer unbescheiden. Ihr Wünschen war ein Beten ohne Gott, eine Anrufung des Universums, wie es all jene tun, die nicht an Rettung glauben. Nie vergaß sie das Licht und die Dunkelheiten dieser ersten Tage, dieser ersten Jahre, die Licht- und Dunkelkammern des Sommers, in denen sich die Narben und Falten der Haut umso deutlicher zeigten, sich die persönlichen Merkmale herausentwickelten, ein auffälliges Muttermal, eine Sommersprosse, eine geplatzte Ader. Die transparente, raue Haut der Ohrmuschel, durch die man beinahe hindurchsah in der Sonne, die hellen Wimpern, weiß im Licht. Die Nächte so dunkel, dass man sich nicht sah, aber nur roch. Es waren jene versponnenen Tage, an denen man nichts anderes tun konnte, als einander zu sagen, wie sehr man sich liebte, weil man nicht wusste, was man sonst hätte tun sollen. Es war ein Perpetuum mobile der Sehnsucht, das durch ihre Erfüllung weiterbewegt wurde. Später dachte sie gern daran zurück, wie kampflos sie sich einander ausgeliefert hatten, mit einer Selbstverständlichkeit, die man nicht einfordern konnte. Sie verstand, dass es diese Augenblicke des Sichaussetzens waren, die große Dinge ermöglichten, schön oder schrecklich, und dass man sie erst aushalten können musste. Man sah es nicht, aber Almas Knochen und Gedärme waren anders angeordnet, nachdem sie Friedrich getroffen hatte, denn mit jeder Begegnung hatte sie das Gefühl, als wüchse ihr das Herz noch einmal, als baute es sich um und formatierte sich neu, um für einen anderen Menschen schlagen zu können, als durchliefe es eine kleine organische Evolution. Wenn sie sich unterhielten, erzählten sie einander wie alle Liebenden von Gewohnheiten und Eigenschaften, die in dem Moment, in dem sie sie aussprachen, schon nicht mehr ganz stimmten, ohne dass ihnen die Veränderung aufgefallen wäre. Und immer redeten sie sonderbar leise miteinander, in jenem überflüssigen Flüsterton, zu dem das Sprechen gerade dann gerne wird, wenn man alleine war und einen niemand anderes hören konnte.

Geisterhaft durchlässig erschienen sie sich damals, als wären sie einander durch die Haut gefallen wie ein Regen, als hätte der eine Teile von sich selbst im anderen vergessen, die man erst später entdeckte, wenn man wieder allein war. Ging Friedrich, konnte ihm Alma nicht lange hinterherschauen, ihr Blick endete stets an einer Tür, die schnell ins Schloss fiel. Aber sie glaubte nicht an Türen und nicht an Abschiede und roch ihn noch Tage später, als habe ihr Körper seinen Geruch gespeichert, der erst mit den weniger werdenden Gedanken an ihn verschwand.

Sie dachten viel aneinander und sahen sich wenig in diesen ersten Jahren. Unaufhörlich war Friedrich auf Reisen für seine Photoreportagen und pflegte, war er im Land, seine demenzkranke Mutter. Nur alle paar Wochen kam er in ihre Stadt und lehnte es meist ab, dass sie zu ihm fuhr. Auch Friedrich hing in seiner Familiengeschichte fest, es war eine einsame Erzählung, die ihm immer wieder aus den Händen glitt und die er nur zaudernd mit Alma teilte. Einige wenige Male begleitete sie ihn in all den Jahren in die große Wohnung, in der er mit der alten Frau lebte. Jeder dieser Besuche begann mit einem Moment der Zögerlichkeit, einem Stocken und jenem Schlüssel im Schloss, von dem Friedrich sich oft laut fragte, warum er ihm nie abhandenkam, während alles andere so leicht verlorenging. Hinter der Tür, die dieser Schlüssel sperrte, war es stets warm und leise. Die halb heruntergelassenen Jalousien warfen im Sommer wie im Winter Lichtstreifen auf das Tafelparkett, und die Zimmerpflanzen wuchsen mit ihrem Schatten doppelt auf den Wänden. Zwischen den riesenhaften Holzmöbeln wurde alles klein, und jedes Mal schien es Alma, noch bevor sie den Mantel abgelegt hatte, dass sie schon weniger geworden war nach der Schwelle, geschrumpft mit jedem Schritt, als hätte die Größe der Eichenschränke sie selbst einige Millimeter gekostet.

Immer fanden sie Friedrichs Mutter, ohne sie zu suchen. Oft stand sie mitten im Raum, stand mit geradem Rücken und weißem Haar zwischen den Möbelstücken und Gegenständen, zwischen einer Lampe und einem Stuhl, still und unbeweglich, starr wie Lots Frau, als wollte sie nicht auffallen, aber den Dingen ähnlich sein. Saß in einem Ohrensessel mit weitaufgerissenen Augen vor dem leeren Bildschirm des Fernsehgeräts. Lag schwer atmend auf der rauen Decke des Tagesbettes, einen Fuß sorgfältig neben die hölzerne Löwentatze auf den Boden gestellt, als wäre es der ihm angestammte Platz in der Welt. Sie kam ihnen nackt aus der Küche entgegen oder in Winterstiefeln und Hut aus der Toilette. Es war, als probierte sie aus, was sich gehörte und wo sie hingehörte. Als versuche sie, sich in einem neu geordneten, fremdsprachigen Universum zurechtzufinden, ohne Kompass, ohne Anleitung. Alma erkannte sie bei deren Besuchen nie wieder, grüßte zerstreut oder schwieg, wenn sie ihr die Hand entgegenstreckte, und doch war Friedrich seltsam froh, dass sie einander begegneten, dass das eine Stück seines Lebens sich mit dem anderen verband für ein paar seltsame Stunden. Weh tat ihnen nur, zu sehen, wie die Mutter ein ums andere Mal ratlos blieb und ihre Ratlosigkeit erst zu einer Verlegenheit und dann zu einer Erschöpfung wurde, die nicht mehr verging. Sie schien gefangen in einem Rätsel, verloren in einem menschenleeren Labyrinth der Dinge, schon die kleinste Welt war eine Denkaufgabe, die sie nicht zu lösen vermochte, eine Preisfrage, deren Antwort ihr nicht einfiel, so scharf sie auch nachdachte.

Friedrichs Mutter verlegte allerlei Gegenstände, vieles verschwand von seinem angestammten Platz und tauchte auf in Ecken, in denen man nie danach suchte. Es war, als richte sie die Wohnung neu im Chaos ein, mit kleinen Verwirrungen, exotischen Kombinationen des Unnützlichen. Alma konnte nicht umhin, ein seltsames Vergnügen an dem unbeabsichtigten Versteckspiel zu haben. Sie mochte es, Gegenstände an ungewöhnlichen Orten zu finden, fragte Friedrich sogar, ob er später die kleinen Überraschungen nicht vermissen würde, die Fernbedienung, die in der Brotdose lag, oder ein Buch, das in der Wärmflaschenhülle steckte, als könne man sich daran die Finger verbrennen. Aber es war stets ein kurzer Spaß. Denn versteckte die alte Frau die Sachen gut genug vor sich selbst, verdächtigte sie den Sohn, sie ihr weggenommen zu haben, beschuldigte ihn des Diebstahls und meinte mit Tränen in den Augen abwechselnd eine Seidenbluse oder ihr ganzes Leben, das sie vermisste.

Nicht nur der Alltag und seine einfachsten Abläufe verwirrten sie, auch wusste sie nichts mehr von früher. Alle Fragen nach vorangegangenen Tagen waren umsonst, von seltenen Ausnahmen abgesehen war ihr Gedächtnis verlassen und menschenleer, und so kam es, dass Friedrich sich nur auf sich selbst verlassen konnte. Seinen Vater kannte er nicht, und er hatte bloß die eigenen Bilder zur Verfügung, visuelle Kindheitsandenken, die niemand bestätigte und niemand widerrief. Alma empfand die Abwesenheit der Vergangenheit in der Wohnung und in der alten Dame auf eigenartige Weise als angenehm, den Mangel an Erinnerung als erleichternd und mochte die bedingungslose Gegenwärtigkeit, die daraus folgte, auch wenn dieses Jetzt ein Übermaß an Problemen bereithielt. Es war ein Ort ohne die Last des Gewesenen, er bot Erholung von den Toten, dem Fußvolk der Verstorbenen, von all den alten Jahren, es war der Gegenentwurf zum musealen Haus ihrer Großeltern. Hier wurde an nichts und niemanden gedacht. Friedrichs Mutter war ein stillgelegter, leerer Mensch, eine Vakuumkranke, der ihre Krankheit die Biographie herausgefressen hatte. Nur manchmal schien es für Sekunden, als huschte ein Echo des gelebten Lebens über ihr Gesicht, dann schreckte sie hoch, hob den Kopf wie ein witterndes Tier und senkte ihn wieder, wenn sie im nächsten Moment vergaß, warum sie ihn gehoben hatte.

Die Spiegel waren eine Schwierigkeit, umso mehr, wenn sich eine weitere Person in der Wohnung befand. Es kam vor, dass Alma Friedrichs Mutter am Ende des Flurs entdeckte, wie sie, die Hände an die Scheibe gedrückt, tief ins spiegelnde Glas schaute und sich selbst nicht erkannte. Sie übersah sich. Prüfend stand sie sich gegenüber, erst schweigend, dann mit einem Schrei. Ging ein paar Schritte davon und kam misstrauisch wieder, auf leisen Sohlen, neugierig, ob immer noch ein Mensch im Spiegel zu sehen wäre. Stand sie zu lange davor, wurde sie wütend. Es war, als fühlte sie sich nachgeahmt und lächerlich gemacht, denn sie nahm an ihrem Gegenüber Bewegungen wahr – ein Rühren der Hand, ein Zwinkern –, die sie doch gerade noch am eigenen Körper gespürt hatte. Dann weiteten sich ihre Augen, und Alma hörte, wie sie sich selbst zum Gehen aufforderte, nahm sie am Arm und zog sie fort, Helferin einer unmöglichen Flucht. Beim nächsten Besuch hatte Friedrich die kleinen Spiegel schon abgenommen und die großen mit Bettlaken verhängt, rasierte sich blind, starrte beim Zähneputzen in die Fliesenwand, und Alma war sich nicht sicher, ob er noch wusste, wie er aussah, wenn er in seinem Zuhause in der anderen Stadt und nicht bei ihr war.

Friedrich litt unter dem allmählichen Verschwinden der Frau, die ihn großgezogen hatte, auch wenn er selten darüber sprach. Nur manchmal, wenn er genug getrunken hatte, sagte er Alma, wie unähnlich sich die Mutter geworden war. Es war, als hätte sich ein Gespenst ihre Haut wie ein Leintuch übergeworfen, spielte sie nun ungelenk, fehlbar und ohne Überzeugung. Alma bat ihn um alte Photos, um zumindest die Gesichtszüge und die Blicke von damals und heute vergleichen zu können. Hatte die Mutter ihr Leben lang das Haar streng zurückgekämmt getragen, fiel es ihr nun in losen Strähnen auf die knochige Brust. Als Friedrich einmal versucht hatte, es ihr mit einem Gummiring aus der Besteckschublade zusammenzubinden, war sie in Tränen ausgebrochen und um sich schlagend auf ihn losgegangen. So schwach ihre Muskeln auch geworden waren, so schmerzhaft trafen ihn die Schläge. Ihr vormals weiches Gesicht war hohlwangig und spitz. Sie roch nun anders, erzählte Friedrich, salziger, saurer als früher, nach Suppe unter den Achseln. Einmal sahen die beiden durch die offene Tür, wie sie in der Badewanne saß, ein Stück Seife in den Händen hielt und zuschaute, wie das

Wasser es ihr langsam aus den Fingern wusch. Und selbst die Katze fremdelte, mied sie, strich ihr nicht mehr um die Füße und schlief nicht auf ihrem Schoß, aber rollte sich auf der Sitzfläche der leeren Stühle zusammen. Es war eine Metamorphose ohne Bewusstsein, ein wahlloses, zufälliges Verwandeln ohne Ergebnis, Friedrichs Mutter wurde vor seinen Augen zu niemand anderem, aber nahm ab an sich selbst. Sie wusste nicht mehr, wie sie hieß, vergaß erst ihren Namen und dann die der Welt. Ganze Tage lang schwieg sie, bis eine Erinnerung aus ihr herausbrach, immer und immer wieder, die sie atemlos erzählte, und war die Geschichte zu Ende, begann sie ungeduldig von vorne. Freute er sich anfangs über diese Splitter ihres Lebens, wurde er der Wiederholung schnell müde. Die Sprache war funktionslos geworden und diente nicht mehr der Verständigung. Jede seiner Fragen beantwortete sie unsicher mit der Wiedergabe ebenjener Frage, aber senkte die Stimme dabei, als ändere der Ton Sinn und Bedeutung. Wenn Alma Friedrich begleitete, beobachtete sie die beiden, wie man es tut, wenn man jemanden liebt, um eine neue Einzelheit, ein neues Rätsel, eine neue Lösung an ihm zu entdecken. Sie sah und hörte den beiden zu, die verstrickt waren in ein Gespräch, bei dem Worte einander fortwährend verfehlten. Die Wohnung war eine komplementäre Welt; während ihm alles schrecklich vertraut war in den Zimmern, schien seiner Mutter alles fremd, während ihm die letzten Spuren und Indizien ihres Ichs durch die Finger liefen, wurde er für sie zum letzten Haltegriff ihrer zerbröselnden Welt. Ihre Unverfügbarkeit machte ihn wahnsinnig. Nie hatte Alma Friedrich die Fassung verlieren sehen, aber einmal schüttelte er seine Mutter grob, und er, der die Stimme nie erhob, schrie erst auf sie ein und wurde dann still und schlug die Faust gehen die dünne Tapetenwand, dass seine Knöchel bluteten. Alma wusste, er verzieh ihr das Verschwinden nicht und konnte ihr noch weniger nachsehen, dass sie einen Teil zurückließ.

Nach ihrem ersten gemeinsamen Besuch begann Alma sich heimlich den Tod der alten Dame zu wünschen und hatte kein schlechtes Gewissen dabei, denn sie wünschte es für Friedrich, stellte sich ihr Sterben als eine letzte Verpuppung vor, eine Veränderung, die ihn beruhigen würde, weil sie keine weitere nach sich ziehen konnte. Sie stellte sich diesen Tod als ein unaufgeregtes Versehen vor, das ihr zustieß, als einen Schritt aus dem Fenster statt der Tür, als einen brennenden Kochtopf oder als jene finale Vergesslichkeit, in der sich das Herz nicht mehr erinnerte, dass es zu schlagen habe. Sie malte sich aus, wie nicht nur ihr Geist, aber auch ihr Körper zu verblassen begänne, so lange, bis er vollständig verschwunden wäre und man dort, wo die alte Frau eben noch gestanden wäre, nur noch die Wand sähe, und doch dauerte es von diesem ersten Besuch an noch viele Jahre, bis nach dem Geist auch ihr Körper die Welt hinter sich ließ.

In diesen Jahren war Alma oft allein. Sie saß mit ihrer Liebe in ihrer kleinen Küche vor einem großen Bildschirm, sah von der Arbeit auf und zum Fenster hinaus. Entgegen dem Wunsch ihrer Eltern war sie Zeichnerin geworden, machte sich die Bilder zum Beruf, die fremden und die eigenen, illustrierte Kinderbücher, Postkarten und Werbebroschüren an einem Schreibtisch aus Glas. Mit angezogenen Beinen saß sie auf einem weißen Plastikgartenstuhl über riesigen Papierbögen und kleinen Notizheften. Die Pinsel und Stifte standen in einer Konservendose auf der Fensterbank wie ein Blumenstrauß. Überall lagen Farbtuben und -fläschchen. Auf einer der beiden Kochplatten stand stets schwarzer Kaffee, den sie trank wie andere Wasser. Immer roch es chemisch, herb, verbrannt, manches Mal nach einem Zitronenbonbon, das sie auf der Zunge hin- und herschob, wenn sie mit zusammengezogenen Augenbrauen und vorgebeugtem Rumpf eine fremde Welt nach der anderen zeichnete. Die Wände waren fleckig und die Dieffenbachien lehnten schräg in den Ecken. Der Kühlschrank heulte wie ein Ungeheuer, die Weinflaschen klirrten, wann immer man seine Tür zuschlug, auf der eine Postkarte hing, die Dorothy Parker zitierte: *Als das Telefon nicht klingelte, wusste ich, dass Du es warst.*

Die große, einfache Liebe blieb ihnen lange, auch wenn die Umstände mit den Jahren komplizierter wurden. Natürlich konnte man den Schmerz voraussehen, aber darauf Rücksicht nehmen konnte man nicht. Sie wünschten sich eine Totmanneinrichtung für die Liebe, jenen Hebel, den Zugführer in regelmäßigen Abständen ziehen, um zu bestätigen, dass sie noch da sind, handlungsfähig und bei vollem Bewusstsein, damit der Zug nicht stehen bleibt. Vorsichtig waren sie miteinander, aber einig darin, sich nicht zu schonen. Nichts schien ihnen demütigender als die Idee des Verschontwerdens, jene kampflose Niederlage, von der man nichts wusste, aber die man lange später noch spürte. Oft dachte Alma daran, wie Friedrich zu Beginn ihrer Liebe einen ihrer Ohrringe verschluckt hatte, weil er alles von ihr haben wollte, wie er ihr später sagte, und sie stellte sich das Ringlein als einen Wunschbrunnentalisman vor, den man in sich selbst versteckte, damit der andere immer wiederkäme.

Wenn Alma Friedrich vermisste, vermisste sie alles an ihm, zählte die Einzelheiten auf im Kopf und machte eine Liste, wie man eine fürs Einkaufen schrieb. Sie nummerierte die Positionen durch, erstellte ein privates Sehnsuchtsverzeichnis: 1 der Geruch, 2 die Kindheitsgeschichten, 3 die Rauchringe und der herzerschütterte Brustkorb, 4 ein einzelnes Haar, 5 die Naht unter den Hoden am Perineum, 6 der kleine Schmerz innen drin, 7 der große, 8 das Schläfenbein, 9 die lederne Schlüsseltasche, 10 der Schambeinbogen; und sie konnte nichts dagegen tun, dass ihr dieses Verzeichnis ein ums andere Mal lächerlich kitschig geriet. Mit der Zeit war sie sich nicht mehr sicher, wovor sie sich mehr fürchtete, dass die Sehnsucht zu- oder dass sie abnehmen würde. In Gedanken redeten und schwiegen sie den ganzen Tag miteinander. Auch wenn sie zusammen waren, hatten sie nie genug Zeit miteinander, nicht für die Körper und nicht für die Geschichten, die man sich aufgespart und schon einmal im Kopf vorerzählt und ausformuliert hatte und dann doch nicht unterbrachte. Die Distanz wurde ihnen zur Gewohnheit. Manchmal schien es ihr unerträglich, dass sich weder vom Lieben noch vom Geliebtwerden Rechte ableiten ließen, dass es einen nicht ermächtigte, jederzeit zu wissen, wo der andere war auf der Welt, was er tat, wie ihm geschah. Manchmal wurde die Ferne zur Verletzung, und sie wurden böse aufeinander ob der bloßen Abwesenheit des jeweils anderen. Das

Wirklichwerden des Schmerzes zu verhindern war unmöglich. Es gab schlechte Wochen, in denen Alma das Haus kaum verließ, weder am Fenster stand noch zur Tür sah und sich von Schlaf zu Schlaf trank. Tage, an denen sie die Zigaretten bis zu den Zähnen rauchte und sie ihr den Mund verbrannten, sie rauchte, bis ihr die Lunge wehtat und sich porös und wie entzündet anfühlte. Durchsichtige, durchlässige Stunden, in denen ihr die Welt zu nahe kam, sie unangenehm permeabel machte, ihr nicht nur fremde Menschen, aber auch einfache Gegenstände mit ihrer Anwesenheit zusetzten. Sie litt an Kopfschmerzen und an seiner Abwesenheit, sobald sie erwachte, und hatte bei jedem Blick das Gefühl, ihre Lider kratzten über die Augäpfel, seien hölzern und mechanisch. Es war der Preis der Liebe, den sie bezahlte, sie bezahlte mit Verletzlichkeit, Ohnmacht und Abhängigkeit, und er schien ihr umso größer, weil sie es lange gewohnt war, die eigenen Bedürfnisse selbstverantwortlich zu erfüllen. Sie konnte sich kaum erholen von der Entfernung und fremdelte, wenn sie sich wiedersahen.

Dann gab es eine Annäherung in winzigen Schritten, hier ein Widerstand, dort ein kleiner Mut, der die eigenen und fremden Grenzen unmerklich wieder verschob, und das mühsame Erarbeiten von vertrauten Situationen. Winzige Gesten, die andere übersehen hätten, das gemeinsame Zähneputzen vor einem dunklen Spiegel, das Annehmen eines Telefonats, ohne den Raum zu verlassen, versöhnten sie miteinander. Viel später erst gab es ganze Tage, an denen sie nicht an ihn dachte, und als es so weit war, erschien es ihr beinahe als eine Erleichterung.

In ihren Anfängen lernte sie über ihn, wie sie in der Schule gelernt hatte, alarmiert, systematisch und hungrig nach den Einzelheiten. Sie lernte seine Sprache, probierte seine Wörter aus, Wendungen, die er benutzte, Sätze, die immer wiederkamen. Sie sammelte seine Bruchstücke, um sie im Kopf zu sortieren und wie bei einem Puzzle zusammenzusetzen zu einem stets löchrig bleibenden Kippbild. Sie versuchte, Daten und Tatsachen, Chronologien und Zusammenhänge aus den Gesprächen zu extrahieren, löste aus Nebensätzen und Fußnoten winzig kleine Informationen heraus, las in seinem Gesicht die Bedeutung des Gesagten nach. Aus jeder Erzählung schloss sie auf die Stimmungen und Verstimmungen der Jahre, von denen sie berichtete. Sie erarbeitete sich diesen Mann, begann mit Kleinigkeiten, merkte sich seinen Geburtstag und die Namen seiner Freunde, die Orte seiner Kindheit und die Stationen von später, schlug Städtenamen nach, sah sich im Internet Bilder seines Heimatdorfes an, fuhr einmal selbst mit dem Zug dorthin, ohne auszusteigen. Sie vermaß das Gesagte und berechnete das Ungesagte, als wollte sie ein ganzes Menschenleben kartographieren, tastete es ab nach den Rissen und Sprüngen seiner Biographie, nach seinen Bubenjahren und dem Erwachsenwerden, dem Exorzismus eines früheren Ichs, nach Kehrtwenden, die einen wegführten von dem, der man war, und hin zu einem anderen. Alma hielt Ausschau nach einem Schmerz, einer Sehnsucht, jenem Schlüsselloch im Menschen, in dem der andere sperrte. Sie suchte in ihm nach Hinweisen auf sein Ich und später nach Hinweisen auf ein Du, auf sich selbst.

Als sie sich trafen, waren sowohl Alma als auch Friedrich geschieden. Beide hatten jeweils früh geheiratet, aus guten Gründen und aus Liebe. Nichts hatte dagegen, vieles dafür gesprochen. Ihre Ehen waren nicht besser und nicht schlechter gewesen, als man es erwarten konnte, die Trennung folgte der Logik der Jahre, kam langsam, und auch wenn sie am Ende selbst nicht überrascht davon waren, blieb ihnen der Schmerz darüber nicht erspart. Hinter beiden lagen die hellen, geigenden Morgen als Ehepaar, an denen man noch nackt nebeneinander erwachte, obwohl man schon aneinander gescheitert war, Jahre des Vertrauten und Jahre, in denen man das Vertraute nicht wiedererkannte. Das stumme Einverständnis mit dem Unglück, das zu einem verschleppten Abschiednehmen wurde. Der Moment, in dem man zu jemandem nicht mehr gehörte. Der Moment, in dem man zu niemandem mehr gehörte. Stunden ohne Erlösung. Und jene beispiellos große Müdigkeit des Nicht-geliebt-Werdens und Nichtliebens, die einen so sehr erschöpfte an manchen Tagen, dass man die Augen schließen und sich auf der Stelle in eine Mulde am Wegesrand, in ein Loch in der Erde legen wollte, um zu schlafen, weil man nicht wusste, was man hätte sonst tun sollen, um sich zu retten. Davor hatten sie wie jeder eine einsame Kindheit gehabt und ein Erwachsensein, dem die Einsamkeit nicht ganz verlorenging, aber mit immer neuen Gesichtern begegnete. Ein Leben ohne Ungeheuerlichkeiten, ohne zu hohe oder zu tiefe Ausschläge lag hinter ihnen, als sie einander begegneten. Und als sie einander fragten, was ist dir passiert bis hierher, sagte ein jeder: nicht mehr als anderen.

Beide hatten sie in ihrer gemeinsamen Zeit Affären, geheime Stunden, fixe Ideen aus Fleisch und Blut, nichts, wovon der andere etwas wusste, nichts, was man nicht verzieh, wenn man es ahnte. Selbstgenügsame, verkapselte Nächte, die kein Ersatz, aber eine Erleichterung waren, mit Fremden, denen man nichts zu sagen, mit denen man bloß zu tun hatte, und an deren Ende man sich über sich selbst und darüber ärgerte, dass Berührungen manchmal austauschbar waren, und ein schlechtes Gewissen hatte, dass man nicht für einen einzigen Menschen eine ureigene Zärtlichkeit hatte, die keiner anderen glich. Es dauerte Jahre, bis aus Friedrichs Besuchen ein Bleiben wurde und die Nähe auch eine des Ortes. Nach dem Tod seiner Mutter, die eines Tages tatsächlich aus dem Fenster des dritten Stockes statt aus der Tür getreten war, zog Friedrich über Nacht in Almas kleine Wohnung. Es war eine Entscheidung, von der Alma erst erfuhr, als Friedrich mit einer Kiste unter dem Arm anstatt mit dem Koffer in der Hand an der Türschwelle stand. Ihre Liebe erwies sich als tragfähig unter den neuen Umständen, sie lebten unaufgeregt und schlicht zusammen, mit nackten Füßen auf dem rotweiß karierten Linoleumboden der Küche, zwischen den von der Decke schaukelnden Hängepflanzen und dem Sofa aus Samt, mit dem kratzigen Ton des Plattenspielers im Schlaf- und dem quietschenden des Schaukelstuhls im Wohnzimmer, zwischen leeren Wassergläsern und bis an den Rand gefüllten Kaffeetassen. Die Räume verschluckten Friedrich und gliederten ihn ein in die Architektur dieses Zuhauseseins, als wäre er kein Mensch, aber eine Stehlampe, ein Regenschirm, ein Spiegel, der schon immer gefehlt hatte. Morgens saßen die Vögel der Siedlung mit zur Seite geneigtem Kopf vor dem Fenster, pickten nach dem zwischen den Fingern zerriebenen harten Brot auf dem Sims und sahen hinein zu ihnen, so wie sie hinaussahen. Abends lagen Alma und Friedrich mit einer Flasche dunklen Weins oder trüben Apfelsafts im Bett und hörten Musik mit angezogenen Beinen und dem Blick zur Decke. Nachts schliefen sie aneinandergedrängt, als hätten sie sich lange nicht gesehen.

Die Wirklichkeit in der Wohnung war dünn wie Papier, mitunter übervoll mit zwei Menschen, und die Räume des Siebziger-Jahre-Baus waren so hellhörig, dass ein Gähnen ein anderes auslöste, auch wenn man sich in unterschiedlichen Zimmern aufhielt. Die Liebe richtete sich ein zwischen den Wänden als ein unordentliches Gefühl, das ihnen die Widersprüchlichkeit abverlangte, gleichzeitig zu brennen und über das Feuer nachzudenken. So sorgfältig Alma bestimmte Einzelheiten an Friedrich liebte, so gewissenhaft begann sie anderes an ihm zu hassen und fand es doch beruhigend, sich nur an Nichtigkeiten aufzureiben und die große Liebe an den kleinen Dingen zu prüfen. Fein dosierte Grobheiten blieben nicht aus, unauffällige Grausamkeiten, die man gerade noch oder gerade nicht mehr ertragen konnte. Sie entdeckte Gewohnheiten an ihm, die sie glaubte nicht aushalten zu können, mochte es nicht, wenn er sich die Marmelade direkt auf die Zunge strich wie auf ein Stück Brot, wenn er ihre Scherze auf die verdrießlichste Art und Weise ernst nahm oder sich am Kopf kratzte, trocken und lärmig. Es trieb sie in den Wahnsinn, wenn er nachts, in der kalten, leuchtenden Tür des Kühlschranks stehend, Sauergemüse direkt aus dem

Glas aß, die blassen Finger in der Lake, und ohne sich die Hände gewaschen zu haben wieder ins Bett kam. Wie er sich nervös die Lippen leckte bei jedem Fehler, den er beging. Wie gleichmütig er wurde, wenn sie vor Wut verging. Seine selbstgerechte Überheblichkeit im Streit war ihr so sehr zuwider, dass sie das Bedürfnis befiel, ihm Kieselsteine in den Rachen zu werfen, nur um zu sehen, wie tief sie hinabfielen in seine Seelenlosigkeit. Aber nichts verabscheute sie so sehr an ihm wie jenes kaum wahrnehmbare Geräusch, das entstand, wenn er sich heimlich die aufgeweichte Hornhaut von den Fersen kratzte im heißen Badewasser und wenn die teigige Masse unter seinen Fingernägeln zurückblieb. Mit großer Regelmäßigkeit dachte sie, sie müsse aufhören ihn zu lieben, wenn sie länger als ein paar Sekunden auf seine Füße schaute, die ihr unnatürlich grob erschienen, als gehörten sie nicht zu einem Mann, aber zu einem Tier, und war mit derselben Regelmäßigkeit seltsam zufrieden darüber, dass sie es nicht tat, als gäben erst die kleinen Zumutungen der Liebe ihre Entschiedenheit.

Der Abstand, an den sie sich gewöhnt hatten, verwandelte sich mit der Zeit. Waren Alma und Friedrich vormals in unterschiedlichen Städten und Ländern gesessen, saßen sie nun in unterschiedlichen Zimmern und bestimmten doch im Kopf unaufhörlich die Distanz zueinander. Die Nähe war ihnen auch nach Jahren keine Gewohnheit, sie kam und ging, sie gaben sich ihr hin, wenn sie sich einstellte, zwangen sie nicht herbei und ließen auch ihr Ausbleiben zu, ohne ein schlechtes Gewissen zu haben. Wenn sie sich stritten, berührten sie sich nicht, und hatten sie einander nichts zu sagen, schwiegen sie ohne Erklärung.

Sie nahmen sich die Unvereinbarkeiten nicht übel. Nach all den Jahren waren sie einander weder zu ähnlich noch zu fremd geworden, so dass sie immer noch gut miteinander auskamen. Nur manchmal wollte Alma einige jener Geheimnisse zurücknehmen, die sie zu Anfang hergeschenkt hatte, als sie gedacht hatte, sie würde sie nicht mehr brauchen. Obschon man oft nichts nötiger hatte als ein Geheimnis, nur für sich. Nichts schien ihr mit voranschreitendem Alter erschreckender als die Idee vollständiger Erklärbarkeit.

Es war also eine späte Liebe, gehärtet vom Verlust jeder vorangegangenen. Beinahe hätte sich Alma für zu alt gehalten dafür, aber mitunter gelang ihnen miteinander das Unmögliche: wissen um all die Narben und lieben, als hätte man sie nicht. Belustigt von sich selbst dachte Alma manches Mal an ihre allererste Jugendliebe zurück und daran, wie enttäuscht sie gewesen war, dass man so leicht aneinander scheitern und so leicht darüber hinwegkommen konnte. Dass man nicht an gebrochenem Herzen starb, schmerzte sie damals bitter und unverhältnismäßig mehr, als das Ende der Verbindung ihr Kummer bereitete. Lange dachte Alma, sie werde nie wieder so lieben können wie dieses erste Mal. So sorgfältig und behutsam allen Fehlern und Makeln verpflichtet, ungeachtet allen Verderbens, das diese Jahre mit sich brachten. Im Nachhinein hätte sie sich selbst diese erste Liebe anders gewünscht, damals störte es sie nicht, dass sie sich in ein Unglück verkehrte, aber später hätte sie gerne auf ein Glück zurückgeblickt. Denn schön war es selten gewesen, aber dringlich und verführerisch und notwendig für jedes Kind, für jedes Mädchen, das keines mehr sein wollte. Jeder andere Mensch wurde einem zur Tür in die Welt. Sich dem Fremden das erste Mal auf so existenzielle Weise auszuliefern war ein Schrecken und ein Versprechen. Jahrelang dachte sie nach dieser ersten Liebe, die sie aus den Kindheitsdunkelheiten herausgeführt hatte, an Männer, mit denen sie schlief, nur mit Vor- und Nachnamen, es schien ihr angemessen präzise, und auch als sie Friedrich schon seit geraumer Zeit liebte, dachte sie noch im intimsten Augenblick an ihn nur als Friedrich Gruber.

VI

Als Emil zur Welt kam, war es nicht das Glück, das sie sich erhofft hatten. Es war ein kalter, dunkler Winter. Alma erholte sich schlecht von der Geburt. Sie war weinerlich und gereizt, fahrig, fühlte sich in sich selbst eingeschlossen. Ein inneres Zittern, eine grundlegende Erschütterung kroch ihr in den leeren Leib. Man sah es ihrem Körper nicht an, aber Tag und Nacht war ihr, als bebten ihre Organe unter der Haut. Eine tiefe Erschöpfung zerlegte ihren Charakter, und eine Dunkelheit ging in ihr auf. Sie kam nicht zur Ruhe. Der Anblick von Uhren wurde ihr unangenehm, wie die Zeiger über die Ziffernblätter hinwegflogen, beängstigte sie. Sie mochte nicht essen, und sie schwitze viel, unter den Achseln, unter der Brust, einen bitteren, salzigen Schweiß, so dass ihr die Kleider stets klebrig auf der Haut lagen. Wenn sie die Wohnung verließ und nach einiger Zeit wiederkam, schien ihr stets, sie kehrte ins falsche Haus zurück. Vor jedem See, jedem Teich, sogar vor einer großen Lache wurden ihr die Füße schwer, und sie befiel die Ahnung, wie leicht man sinken könnte und wie unwiderstehlich sie ihre bleiernen Beine in die Tiefe zögen. Entscheidungen zu treffen fiel ihr schwer, mit einem Mal war sie unsicher, was richtig sei und was falsch, stolperte nicht nur über die fremden, aber auch über die eigenen Erwartungen. Jene übergroße, übermenschliche Liebe, die man für ein neues Kind empfand, und der heimliche Schöpferstolz, etwas noch nie Dagewesenes geschaffen und in die Welt gesetzt zu haben, wichen schnell einer unbestimmten Leere. Sie fand ein Loch in sich, das kein Gott füllen konnte und kein Geschlecht. Für alles schien sie zu langsam, das Denken strengte sie an, und sie kam nicht mehr zurecht mit der verwirrenden Verflochtenheit von Ursache und Wirkung, fand zu jedem Grund einen Abgrund. Sie fühlte sich dunkel, krank und litt an einer Müdigkeit, die kein Schlaf heilte. Immer war ihr kalt, sie verwinterte. Sie spürte nicht viel, außer Schuld. Sie war beschämt von ihrer übermächtigen Müdigkeit, fand nachts nach dem Stillen nicht mehr zurück in den Schlaf, lag viele Stunden wach im Bett und hatte das Gefühl, nie wieder gesund zu werden. Es waren schaurige, graue, verstörende Nächte, die erst die Dämmerung und der Augenblick, in dem Emil erwachte, beendeten. Er schien kaum zu blinzeln und noch seltener zu weinen, nur die Augen gingen dem Kind groß auf wie ein Mond. Sie fürchtete sehr, das Kind anzustecken mit ihrer Verlorenheit, und tatsächlich war Emil ungewöhnlich ruhig und unkindlich, zurückgezogen fast, ein kleiner Mensch, der so selten lächelte, dass die, die sich in sein Bettchen hinabbeugten und ihn umwarben, oft genug enttäuscht davongingen.

Weder die entfernten Verwandten noch Almas Eltern verstanden, was vor sich ging, und sahen die junge Mutter an, als machten sie ihr das ausbleibende Glück zum Vorwurf. Sie schüttelten missbilligend den Kopf, wenn sie sich unbemerkt glaubten, als vermuteten sie, Alma hätte sich absichtlich dafür entschieden, unglücklich zu sein. Sie gaben jene Art guter Ratschläge, die man nie an sich selbst ausprobiert und derer man sich niemals bedürftig gefühlt hatte. Sie rieten ihr, was man allen traurigen Menschen rät, sie rieten ihr, mehr zu lachen. Während der Vater mit kummervollem Blick empfahl, das Leben nicht zu schwer zu nehmen, verließ die Mutter jedes Mal eilig mit dem Kind auf dem Arm den Raum, als hielte sie es für besser, es Alma aus den Augen zu tragen. Bald wurde ihr der Hals eng, wenn es nur an der Tür klingelte, schon ein einzelner Besucher kam ihr vor wie ein Heer, und die kleine Wohnung, so schien ihr, kollabierte unter der Last der Gäste. Die Eltern standen im Raum und sahen stets aus, als wären sie von der Kleinheit ihres Daheims befremdet, von den Dimensionen beleidigt, als fänden sie es unschicklich für jemanden, der in einem großen Haus aufgewachsen war, so bescheiden zu wohnen. Immer hoben sie hier etwas auf, das heruntergefallen war, rückten dort etwas auf dem Fensterbrett zurecht, jede einzelne Geste eine zur Schau gestellte Freundlichkeit, die man auch mit Selbstgerechtigkeit verwechseln konnte, wenn man nicht achtgab. Sie meinten es gut, aber die Absicht half nicht. Bald verbat sich Alma die Besuche, stieß Eltern, Verwandte und Freunde vor den Kopf, schickte auch Friedrich fort und saß fortan nachmittags mit dem Säugling an der Brust stundenlang in der halb abgedunkelten Küche, sah aus dem Fenster und blickte den wechselnden Verhältnissen von Licht und Schatten hinterher, den langsam vorüberziehenden Minuten wie im Zeitraffer, und wartete, dass Gras über die Häuser der Siedlung wuchs, über die Wege, die Spaziergänger, über die Lebenden und die Toten. Nur bei den Großeltern ließ sie sich manches Mal blicken, wenn sie das Gefühl hatte, Menschen ertragen zu können. Dann fuhr sie zum Haus mit der Nummer 28 und erschien als unangekündigter Gast im leisen Universum hinter den Thujenhecken. Die eigenen gegenwärtigen Geschichten ließ sie am Tor zurück und jene aus der Vergangenheit, die die Großmutter immer noch erzählte, in die Leere ihres Inneren schwappen. Sie setzte sich so, dass der Qualm der Zigaretten, die die alte Frau unablässig rauchte, nicht in Richtung des Kindes zog, und kaute an den salzigen Nüssen aus den Bleikristallschalen auf dem niedrigen Tisch. Die Großmutter saß wie immer versunken in einem riesenhaften Ohrensessel, unbewegt vom Elend in Almas Blick, denn mit Unglück konnte man sie nicht beeindrucken, und Glück hielt sie für nichts, worauf man einen Anspruch hatte. Alma ergab sich der inneren und äußeren Dunkelheit, ließ sich fallen in eine hohle Schläfrigkeit, entbunden von der Erwartung, es nicht zu tun. Zwischen den Schäferhunden, die mal an den feuchten Kinderfüßen rochen und mal an den blassen Fingerspitzen leckten, dämmerte sie auf ihrem Stuhl dahin, die Stimme der Großmutter wie ein Rauschen im Ohr. War ihr die Unveränderlichkeit der Verhältnisse wie der Geschichten früher mitunter aufs Gemüt geschlagen, empfand sie es nun als angenehm, dass es nichts Neues gab an diesem Ort. Die Geschichten der Großmutter erzeugten flimmernde Bilder vor ihren Augen, wurden zu den altbekannten eigentümlichen Theaterstücken mit Darstellern, die nicht mehr lebten, aus Zeiten, die lange zurücklagen. Wie immer sprach die Großmutter von den Grausamkeiten des Indianerspielens so unbeeindruckt wie von den Grausamkeiten der Kriegsjahre, von jenen, die man beging, wie von denen, die einem geschahen. Alma hörte von vergangenen Kindheiten, von Küssen hoch im Apfelbaum zwischen den Früchten, den kleinen und später den großen Gewalttätigkeiten und dem ersten Schrecken des Erwachsenseins, so nachhaltig, dass es keinen letzten zu geben schien. Von Häusern, deren Wände in sich zusammenfielen wie Schnapskarten. Von bösen Menschen, die man für gut hielt, nur weil sie den richtigen Hut trugen. Vom Jubel über den Krieg und von einem Mann, der sich in der Badewanne ertränkte, als er im Radio erfuhr, dass er verloren war. Einer Frau, die noch Jahrzehnte nach seinem Ende im Wohnzimmer saß mit dem Blick zur Tür, um, wenn sie je aufginge, kurz aufzuschauen und zum heimgekehrten Gatten sagen zu können: Da bist du ja. Und immer aufs Neue von einem Gott und einem toten Bruder. Von Menschen, die in ihren Großbürgerwohnungen saßen, während die Bomben fielen, und ihre kleinen Kinder in die Glasvitrinen zu den Vasen und den Kristallgläsern setzten, als könne man alles Zerbrechliche hinter einer Schranktür beschützen. Von jungen Männern, fast noch Buben, die aus dem Kugelhagel wiederkamen und vor dem Elternhaus von einem Auto überfahren wurden. Von jenem Augenblick, als sie, schon lange verheiratet, den Großvater Russisch sprechen hörte, als er sich unbeobachtet fühlte, und im ersten Augenblick nicht wusste, welche Sprache es war, die aus ihrem Mann herauskam, als habe er nie eine andere gelernt. Dass die meisten dieser Geschichten traurig waren, tat Alma gut, denn sie fand Trost in den fremden Leben, es war ein Ersatzschmerz, ein unbestimmtes Stellvertreterweh, das sie ergriff. Dann wiegte sie das Kind im Arm, strich den Schäferhunden über den Kopf und fragte sich manchmal, ob die Großeltern im Laufe ihres Lebens nur unglückliche

Menschen gekannt hatten und selbst jemals glücklich gewesen waren.

Die Kriegsträume, die eine Zeitlang ausgeblieben waren, kamen wieder mit den schlechten Nächten. Es waren Träume, die ihr in der Durchlässigkeit der frühen Morgenstunden in den Schädel fuhren und zwischen Schlaf und Bewusstsein ihre Bühnen bauten. Sie träumte mit offenen Augen und bitterem Mund. Sie wohnte mit Gespenstern, fühlte nachts, dass die fremden Toten durch die Erde griffen, mit langen Armen und weißen Händen, sah Seidenschwänze, die als Totenvögel still in den Bäumen saßen, und Krähen, die auf dem kalten Boden nach Schwarzpulver pickten. Menschen, die in Käfigen sangen wie Nachtigallen. Sie träumte von Landstrichen, die sich verwandelten, erodierten, nicht durch Wind und Regen, aber unter den Schritten marschierender Menschen. Schaute aus der Vogelperspektive auf Wälder, Felder und Lichtungen, auf Wiesen, flachgetreten von Soldatenstiefeln, und auf Abertausende Schuhabdrücke im grauen Schlamm, die sich mal nach Norden, mal nach Süden verloren. Sah den einen spielen und den anderen verlieren, sah, wie man einen Menschen bis zu den Schultern in die Erde eingrub und seinen Kopf zu Tode kegelte mit Kanonenkugeln und dem nächsten eine Bierflasche voll Benzin auf den Küchentisch stellte und entzündete. Dürre Hunde, die Knochenkäfigen gleich durch leere Städte streunten. Dünne Kinder, die an den Hemd- und Rockzipfeln der Toten zogen und um Essen baten. Und sowenig sie es oft schaffte, einzuschlafen, so wenig gelang es ihr, aufzuwachen aus diesen Szenarien des Ungeheuerlichen, so dass es mehr als einmal vorkam, dass Friedrich, geweckt von ihrem erstickten Wimmern, sie an den Schultern packen und wecken musste.

Alma wartete nachts auf den Tag, und kaum wurde es Früh, zählte sie die Stunden bis zum Abend. Die Morgen waren überbelichtet und grell, die Nächte so dunkel, dass sie selbst Umrisse nicht mehr sah. Ihre Schritte waren ganz klein, immer ein wenig zu kurz kamen sie ihr vor. Sie taumelte durch die Zeit, dachte, sie verliere all ihre Tage, all ihre Stunden, es gebe keinen Ort auf der Welt, an dem sie sein wollte, es gebe keinen Menschen, bei dem sie gerne wäre. Es war nicht so, dass sie sterben wollte, es war so, dass sie vergessen zu haben schien, wie man lebte. Sie dachte an die alten, fernen Kinderspiele, wollte, dass jemand mit lauter Stimme eins, zwei, drei, vier, fünf zählte, wollte sich verstecken, wollte die Gewissheit haben, dass da einer wäre, der sie suchte, dass da einer wäre, der sie fand, wenn nur genug Zeit vergangen war. Sie war besetzt von der Idee, aus der eigenen Haut und aus sich selbst herauszukriechen, die Hülle der Arme und Beine, des eigenen Gesichts zurückzulassen, so wie einst der Großvater die erfrorenen Zehen im russischen Winter zurückgelassen hatte. Wünschte sich eine Ersatzpsyche, die die Welt besser ertrug, eine Identitätsprothese, die ihr einen sicheren Schritt durch die Tage ermöglichte. Sie weinte oft und hätte gerne gewusst, ob ihre Tränen noch einen seelischen oder schon einen körperlichen Schmerz anzeigten, denn sie hatte gehört, dass sich an ihrer Zusammensetzung auch ihr Ursprung ablesen ließ, ob sie von einem Schnitt ins Fleisch oder von einem Kummer herrührten.

War Friedrich zu Hause, stand er ihr bei mit einer duldsamen Ruhe und jenem geheimen Unbehagen, das einen erfasst, wenn man das Eintreten des schlechtesten Falls trotz bester Absicht nicht versteht. Gewöhnt daran, dass ihre Liebe bislang immer auch schon die Lösung war für ihr Problem, war er bald enttäuscht von sich selbst, bald enttäuscht von Alma, die für diesen Mechanismus nicht mehr empfänglich schien. Zum Gefühl der Zuneigung gesellte sich jenes der Ohnmacht und eine zermürbende Langeweile, weil den Traurigen beizustehen eine monotone und undankbare Arbeit ist, ungesehen von jedem, sogar von einem selbst. Schütteln wollte er Alma mitunter, damit etwas herausfiele aus ihr, sie erinnern an die eigene Erschütterbarkeit, und er ballte, wenn ihn der Zorn überkam, die Hände in den Taschen zu Fäusten oder floh auf den Balkon, um den Zigarettenrauch so tief in die Lungen zu ziehen, als wollte er seinen ganzen Körper und alle Organe mit ihm ausfüllen. Wenn er auf Reportage-Reisen ging, ließ er sie oft lange allein und blieb ganze Wochen fort. Er kam mit derselben hilflosen Ratlosigkeit wieder, mit der er davongefahren war. Alma kümmerte sich derweilen um das Kind, so gut sie es vermochte, seltsam beschämt und unsicher. Der lange Winter wurde zu einem kalten Frühling, in dem die Sonne selten schien. Die Menschen waren weiß und ausgezehrt vom Winter, durchscheinende Wesen, deren Adern unter der Haut leuchteten, als hätte man ihnen blaue und rote Wollfäden ins Fleisch gezogen. Wenn Alma die Einsamkeit nicht mehr aushielt, packte sie Emil unter ihren hellbraunen Kamelhaarmantel, so dass nur sein Kopf herausschaute, wickelte mehrere Schals um sie beide und verließ das Haus, die

Siedlung, die Straße, ging spazieren über die Felder am Stadtrand unter den morphischen Vogelschwärmen oder besuchte das kleine naturhistorische Museum der Stadt.

Das Museum war ein Ort, an dem sie stets aufatmete. Es war winzig, kaum besucht, aber ihr spendeten die Ausstellungsstücke Trost, die fremden Steine, Pflanzen und Tiere hinter den Glasscheiben. Sie mochte es, neue Wörter von den Kärtchen abzulesen, sich Kreaturen anzusehen, für die sie keinen Namen gehabt hatte, und sich die veralteten Karten einer Welt anzuschauen, der der Mensch die längste Zeit unbekannt gewesen war. Mit hallenden Schritten streifte sie durch die Räume, ließ ihre eigenen Fingerabdrücke auf dem schmierigen Vitrinenglas zurück und trug jene der Fremden auf den Fingerkuppen zur nächsten Schaukastenscheibe. Nie dauerte es lange, bis man alles gesehen hatte. Ein paar Kästen voller Insekten, in denen die großen Schmetterlinge größer waren als die kleinsten Vögel, Mineralienschränke mit Nadeleisenerzen, rund und glatt wie eine Leber, und kindshohen Bergkristallen, ein Aquarium, eine kleine Abteilung zu Urzeitlichem. Emil schlief meist in der Wärme des Museums, und wenn ihr die Füße müde wurden, setzte sie sich auf einen jener abgewetzten Stühle, die in jedem Raum in der Ecke standen. Stunden saß sie mit dem Kind zwischen ausgestopften Tieren und Skeletten hinter Glas, zwischen Schlangen in trüben Gläsern und durchsichtigen Steinen, die aussahen, als fiele innen drin ein Regen, saß, als wäre sie selbst ein Ausstellungsstück. Wenn Emil weinte, bot sie ihm ihren Trost unsicher an, nicht mit jener Selbstverständlichkeit, die sie so oft bei anderen Müttern gesehen hatte, auf der Straße bei Fremden oder bei Bekannten zu Hause. Sprach sie jemand an, lächelte sie zum Schutz und ging rasch weiter. Oftmals war sie allein im Museum, aber von Zeit zu Zeit lärmten Schulklassen an ihr vorbei, und einmal sah sie eine Dame, die sich tief über die wie Schmucksteine leuchtenden, trockenen Käfer beugte, als sähe sie sich in einer Juwelierauslage nach einem Paar Ohrgehänge um und suchte zwei Feuerwanzen, die gut zueinander passten.

An anderen Tagen lief sie durch die Stadt, vorbei an beklemmend kleinen Häusern im ersten gleißenden Frühlingslicht, durch den Park, ohne Ziel und ohne Eile, den Schal vor den Mund gezogen, das Kind an sich gedrückt. Hielt manchmal an, um den Menschen auf der Straße kurz zuzuhören, hörte einen Schwarzen in einem strahlend weißen Anzug mit einem strahlend weißen Gipsarm mit einem Geldinstitut telefonieren, hörte die dünnhäutigen Süchtigen zum Heroin beten und eine Frau an der Bushaltestelle ihren Begleiter bitten, ihr nur zum Spaß und wenigsten einmal zu sagen, dass er sie liebe. Wenn sie von den Menschen wieder genug hatte, machte sie Rast bei den Skulpturen und Statuen nahe dem abgelassenen Ententeich, blieb stehen bei den stummen Figuren und blickte in die großen Gesichter, in deren geöffneten Mündern und zwischen den steinernen Lippen die Vögel nisteten, die davonflogen, wenn man ihnen zu nahe kam. Bald kannte sie all diese Gestalten mit ihren gebrochenen Armen und lidlosen Augen, die nur der Regen füllte, und beneidete sie um den Gleichmut, mit dem sie es ertrugen, dass Wolkenbrüche, Nächte und gleißendes Sonnenlicht über sie hereinbrachen, als machte es keinen Unterschied. Sie ging von einer zur anderen, und auch sie waren unbeeindruckt von ihrer Leere, ein Komponist, ein Feldherr, eine Dichterin, die Nasen abgebröckelt oder von neugierigen Händen poliert, die Schädel gekrönt von Tauben und Spatzen. Sie stellte sich vor, wie betrunkene Mädchen sich in leichtsinnigen Nächten an die Skulpturen heranschlichen und sie heimlich küssten, Rotweinflaschen in der Hand. Es gab viele dieser starren Menschen im Park, eine stille Armee, die Gefolgschaft von Lots Frau, nur für sie versammelt. Als Emil größer wurde, mochte er es, nach ihren ausdruckslosen Gesichtern zu greifen, und jenen Figuren, die Gliedmaßen besaßen, gab Alma manches Mal die Hand, zögerte zunächst, legte dann schnell die kalten Finger in die ihren, nur um sie ebenso rasch wieder zurückzuziehen.

Als es Sommer wurde, ging Alma ins Schwimmbad statt ins Museum. Wochentags war es ein Ort der gepflegten Einsamkeit mit einer beinahe leeren Liegewiese, ein paar Senioren unter den Sonnenschirmen auf der Terrasse und ein, zwei Schulschwänzern oben auf dem Zehnmeterturm, melancholische Jugendliche, die auf der Plattform lagen und den Flugzeugen und Vögeln im Wind nachsahen, mit hinter dem Kopf verschränkten Armen. Es roch nach Chlor und heißem Waschbeton. Emil lag nackt im Gras und ballte unaufhörlich die Hände zu Fäusten, streckte und krümmte die Finger. Seine Hände waren ein Puppentheater für Alma, jeder Finger ein Zwerg, der um sein Leben spielte. Stundenlang beobachtete sie die Bewegungen. Sie selbst zog sich nicht aus, so unsicher war sie mit ihrem Körper, streifte anfangs nur die Hosenbeine hoch und krempelte die Ärmel auf, und erst als es beinahe schon Herbst geworden war, fühlte sie sich wohl genug, einen Badeanzug zu tragen, einen mit festem Stoff, der ihren noch weichen Bauch und die roten Streifen, die sich darüber spannten, versteckte. Wenn sie im Schwimmbad war, tat sie nicht viel, saß still auf der Wiese, die blassen Finger im Staub unter den Gräsern, als wollte sie Wurzeln schlagen in der trockenen Erde des Sommers, das Gesicht im heißen Wind. Sie studierte die Einzelheiten der Welt und die Details ihres Körpers. Sie sah in der Ferne den Mädchen und Buben zu, wie sie vom Sprungturm durch die Luft fielen, mit ausgebreiteten Armen, wie Gekreuzigte, stocksteif und gerade, und über sich selbst gebeugt schaute sie den Mücken hinterher, wie sie zwischen den sonnenbleichen Härchen der Oberschenkel hochstiegen. Abends fragte sie sich, woran sie wohl den ganzen Tag gedacht haben mochte, aber fand keine Antwort, sosehr sie sich auch bemühte. Und dennoch, der Sommer lichtete die inwendige Dunkelheit, enteiste die immer kalten Hände und erinnerte sie vage an etwas, von dem sie noch lange nicht genau wusste, was es war.

Irgendwann bemerkte sie, dass ihr jede Woche leichter als die vorangegangene von der Hand ging und dass sie das Ticken der Uhren nicht mehr fürchtete. Es dauerte noch, bis sie sich zurechtfand in den Tagen, Stück für Stück zurück in sich selbst fiel, nicht wurde, wer sie vormals gewesen war, aber sich selbst hinreichend ähnlich. Morgens stand Friedrich immer noch auf dem rot-weiß karierten Linoleumboden der Küche, das Kind auf dem Arm, und die Kohlmeisen sahen mit denselben schiefgelegten Köpfen durch die Fenster in ihr Leben. Und das erste Mal nach langer Zeit schaute sie zurück, mit weit aufgerissenen Augen.

VII

Es dauerte lange, bis sie nicht mehr verwundert darüber war, ein Kind zu haben, und noch an Emils zweitem Geburtstag war Alma überrascht, wenn er sie Mama rief. Sie gewöhnten sich gut aneinander mit der Zeit, und so kompliziert die Anfänge gewesen waren, so groß wurde die Liebe, die Alma und Emil später verband. Sobald er laufen konnte, wurde aus dem ruhigen ein lebhaftes Kind mit Dreck unter den Fingernägeln, das sich wohl fühlte in dieser Welt am Rand der Stadt, durch die es unermüdlich und oft in einem selbstgenähten Superheldenkostüm an der Spitze einer Kinderbande tobte. Andere hatten eine Handvoll Nachbarn, sie wohnten zu Hunderten in der Siedlung, darunter Kinder jeden Alters und jeder Größe. Sie rannten und fielen und rannten weiter. Ständig brauchte er neue Hosen und Pullover, weil die alten aufgerissen und aufgerieben waren, voller Löcher an Knie und Ellbogen. Der Bau stammte aus den Siebzigern, die Häuserblocks waren mit Nummern und Buchstaben bezeichnet. Die Klingelschilder hatten zahllose Knöpfe, und hinter jedem einzelnen verbarg sich eine fragende Stimme, die wütend wurde, wenn man sie zu oft herausläutete. Für die Kinder war es eine riesenhafte Welt voller elend langer Korridore und unzähliger Türen, Etage für Etage, wo es nach Scheuermittel, Schmierseife und kaltem Rauch roch. Mit nackten Füßen stiegen sie in die zu großen Stiefel und Pantoffeln, die vor den Wohnungstüren abgestellt waren, ohne sie umzustoßen, einem Geschicklichkeitsspiel gleich, und traten balancierend und mit weit ausgebreiteten Armen in die fremden Fußabdrücke. Am Parkplatz fuhren sie Fahrrad, zwängten sich zwischen den Autos hindurch und jagten auf Rollerskates und Skateboards über die Wege. Kletterten hoch in die Bäume oder auf die teerigen Dächer der Garagen. Versteckten sich in den Heizungskellern oder saßen in den Altpapiertonnen, während der Suchende die Zeit herunterzählte mit geschlossenen Augen. Im Spiel stürmten sie die Stiegen empor, Emil stets voran, und wer nicht mehr konnte, fuhr mit dem Lift hinauf und starrte durch das Treppenauge auf die Nachkommenden hinunter, bis alle mit zitternden Knien und keuchendem Atem nebeneinanderstanden, um sogleich wieder in eine andere Richtung davonzustürmen.

Die Dachterrasse war Emils Lieblingsort. Die Dinge, die man von ganz oben auf Zehenspitzen stehend über die Brüstung fallen ließ, flogen Ewigkeiten, so schien es den Kindern. Sie spuckten übers Geländer, Geldstücke und Kaugummi stürzten in die Tiefe, während es die Papierflieger bis auf die Straße vertrug oder sie sich in den Baumkronen verfingen, so dass die Bewohner der unteren Stockwerke oft neben den Vögeln kleine weiße Flugzeuge in den Ästen sitzen sahen.

Wenn die Kinder genug gelaufen waren, sammelten sie sich auf dem Spielplatz am Rand der Siedlung. Auf einer Betonmauer stand *starting to disappear,* und *the day we left earth* war unsauber neben Totenköpfe, Herzen und ineinander verschlungene Initialen gesprüht. Der abblätternde Lack der Geräte blieb ihnen in den Handflächen kleben, wenn sie sich festhielten; die rutschenroten, ringelspielblauen und klettergerüstgrünen Späne hafteten auf der Haut, bis Wasser und Seife sie davonspülten. Die hölzernen Wippen hinterließen Speile und die Ketten der Schaukeln Rostflecken nach dem Regen. Um die Wette schaukelten die Kinder, so hoch, dass die alten Damen an den Fenstern hinter den Vorhängen fürchteten, sie flögen bis ins All hinein und könnten dann im Weltraum treiben, kleine Menschen zwischen Satelliten, Sonden und Sternen, und im Abendlicht ließen die älteren Mädchen mit zurückgebeugtem Kopf ihr Haar bei jedem Schwung durch den Staub schleifen. Auf den Tischtennistischen aus Beton spielten sie nicht, aber balancierten auf den verblassenden Linien die Platte entlang oder saßen unter ihr wie unter einem Dach, wenn die Erwachsenen nach ihnen riefen. An der Teppichstange übten die Halbwüchsigen Klimmzüge und schwangen mit langen Armen daran, wenn ihnen die Kraft ausging, eine Zigarette im Mundwinkel. Die Kleinen gruben im Sand, und manchmal auch die Hunde, rief man sie nicht rechtzeitig zurück. Tag für Tag beobachtete eine Betrunkene im Rollstuhl das Vorstadtschauspiel. Die einen Mütter backten nachdenklich Sandkuchen, die sie entlang der Einfassung der Sandkiste aufstellten, oder filmten das Spiel ihrer Kinder mit dem Telefon, die Zaubertränke aus falschen Erdbeeren und trockenem Gras zusammenmischten, aus Erde und Wasser. Die anderen saßen abwesend da, mit Blumen und Steinen im Schoß, die ihre Kinder ihnen hineingelegt und dort vergessen hatten. Die Wiese war schütter und niedergetreten, und nur unter dem Vogelhaus wuchsen im Sommer Sonnenblumen aus den herabgefallenen Kernen, so hoch, dass die Blüten in den letzten Augusttagen schon wieder an seinen hölzernen Boden stießen. Noch später im Jahr beugten sie die Köpfe körnerschwer, und die Kinder wie die Vögel pickten ihnen von unten die schwarzen Kerne heraus und verspeisten sie auf der Erde sitzend. Es gab ein Fußballfeld, ein bisschen sumpfig im Sommer, gefroren im Winter, und an die Eckstangen der Tore gelehnt standen die Großen und rauchten. Es gab keinen Ort in der Siedlung, an dem sie sich keine Zigarette angezündet hätten, sie rauchten überall, selbst im Fahrstuhl, so dass der Qualm hinter ihrem Rücken hochstieg, wo sie die brennenden Stängel versteckten, wenn ein Erwachsener oder die Hausmeisterin zustieg. Die halbwüchsigen Mädchen ließen die Beine von der Betonmauer des Spielplatzes baumeln, lackierten sich die Fingernägel, waren blass und entrückt und wirkten auf anziehende Weise schläfrig auf all jene, die sie zu lange ansahen. Die Mädchen umarmten einander, zärtlich und gelangweilt, und während es bei den einen noch geteilte Einsamkeit war, war es bei den anderen schon ein Ersatz für die Gesten der Liebe. Sie saßen wie aufgefädelt und schauten über den Spielplatz und auf ihre Telefone, die Jugend einer verschwiegenen Kleinstadt, süchtig nach Kaugummizigaretten und Chesterfields, eine Gruppe Halbverpuppter und ein paar Teeniemütter mit wunden Brüsten und fleischfressendem Geschlecht, die jeden anfassten, der auch nur ein freundliches Wort für sie übrighatte.

Wenn Emil draußen auf dem Spielplatz, der Dachterrasse oder den Garagendächern spielte, musste er zu jeder vollen Stunde kurz in die Wohnung zurückkommen, damit sich Alma versichern konnte, dass es ihm gutging und ihm nichts geschehen war. Bist du gefallen, bist du gesprungen, bist du in jemanden hineingelaufen, waren die Fragen, die es statt einer Begrüßung für ihn gab. Mit einer viel zu großen Armbanduhr am Handgelenk stand er wie der Zeiger auf der Zwölf stramm und ließ sich von allen Seiten gründlich betrachten und betasten und auf seine Ganzheit überprüfen. Das stündliche Ritual war beiden lange schon zur Gewohnheit geworden, Emils Körper funktionierte anders als jener der übrigen, denn er verstieß gegen die grundlegendste aller Regeln, gegen das Gesetz, dass die Geschichte des Menschen eine Geschichte des Schmerzes ist. Emil empfand keinen Schmerz. Ein mutiertes Gen hatte ihn abgeschaltet, wie man eine Lampe ausknipst. Die Schmerzrezeptoren waren stillgelegt und machten ihn unempfänglich für jedes physische Leid, das ihm zustieß. Er spürte weder einen oberflächlichen Kratzer noch einen tiefen Schnitt, kein Bauchweh und keine Verbrennung, nicht das Raue der Schürfwunden und nicht das Unsichtbare der Kopfschmerzen. Emils Körper warnte und strafte und beschützte ihn nicht, weil er die Verwundbarkeit des Fleisches nicht kannte, die böse Wirkung der Ursache nicht verstand. Wohl fühlte er Berührungen und Impulse, mochte es wie jedes Kind, wenn er gestreichelt wurde, unterschied grob und fein, konnte Druck oder Temperatur ohne weiteres wahrnehmen, aber alles, was die Schmerzgrenze überschritt, war ihm ein blinder Fleck. Er bemerkte den Bruch am Baumeln des Knochens und hörte das Reiben einer demolierten Gelenkmechanik, sah Blut und Blutergüsse und empfand nichts dabei. Man hätte Emil einen Arm oder ein Bein abschneiden, ihn ohne Narkose auf einen Operationstisch legen und ihm den Leib öffnen können, er hätte an sich selbst hinuntergeschaut, ein Grauen gesehen, aber nichts gespürt. Es war, als litte er an einer Körpersprachlosigkeit, die zu den schlimmen Dingen schwieg. Zu dem Wissen, das jedem Schmerz innewohnt, hatte er keinen Zugang, die Auskunft, die dieser einem über die Welt und einen selbst gab, blieb ihm fremd. Schmerz war für ihn eine Abwesenheit. Wenn Alma und Friedrich ihn fragten, was Schmerz sei, sagte er, das ist das, von dem ich nichts weiß.

Für die meisten, denen die Natur denselben Streich gespielt hatte, kam die Diagnose zu spät, denn die unerwünschte Abwesenheit von etwas zu entdecken war komplizierter, als seine Anwesenheit festzustellen, und diese Form der Genmutation ein besonders selten auftretendes Phänomen. Die Unempfindlichkeit war ein Glücks- und ein Unglücksspiel. Die wenigen Menschen, die damit auf die Welt kamen, starben oft jung an einer Blinddarmentzündung, waren tot, ohne zuvor jemals die Miene verzogen zu haben, sprangen – als Mutprobe, als Zirkustrick – gegen Geld von immer höheren Dächern, bis sie auf der Erde aufschlugen, ohne wieder aufzustehen. Sie glaubten fast, fliegen zu können, liefen durch Lagerfeuer, wurden menschliche Nadelkissen, steckten sich Dolche durch die Hände, ließen sich kreuzigen mit weit ausgebreiteten Armen, kämpften in Underground-Fightclubs und lebten, als hätten sie der Evolution ein Schnippchen geschlagen. Die einen überraschte eine stille Explosion in ihrem Inneren, die anderen gingen laut zugrunde, mit einem Knall, einem Experiment, einer Unachtsamkeit, und alle staunten sie ihr Ende erst im letzten Augenblick an. Nichts bereitete sie in ihrem Leben vor auf den Tod, nichts warnte sie vor dem Sterblichsein, kein Signal rief sie je zur Vorsicht auf. Der Schmerz als Richtungsweiser und Regulativ fehlte, diktierte ihnen keine Angst und keine Grenzen in den Körper hinein, und so starben die Schmerzlosen, die Grenzenlosen ohne Klage, ohne Fluch, still und verblüfft, und gingen kaputt wie ein Gegenstand, auf dem man nicht genug geachtet hatte.

Emil hatte Glück und überlebte seine Kindheit, nicht unbeschadet, aber mit Narben, die klein genug waren, um ihn am Großwerden nicht zu hindern. Dass ihr Kind nicht weinte, hielten die Eltern lange für eine Folge von Almas Wochenbettdepression und später für eine Charakterfrage, bis nach unzähligen Arztbesuchen, Untersuchungen und Gentests die erst vage Vermutung bestätigt wurde, dass es schlicht keinen Schmerz empfand, der ihm Tränen entlockt hätte. In den ersten Jahren biss Emil sich nachts im Traum die Zunge blutig und musste nach dem Zubettgehen eine Taucherbrille tragen, um sich nicht unbemerkt die Augen auszukratzen, wenn er sie im Schlaf rieb und nicht aufhören konnte damit. Alma setzte sie ihm jeden Abend auf, feierlich, als wäre sie Teil einer eigentümlichen Ausrüstung, die ihn wappnete für die Aufregungen der Dunkelheit, als gehörte sie zum Equipment eines jeden Helden. Sie erzählte ihm Abenteuergeschichten, deren Protagonisten, ausgestattet mit Schwertern und Taucherbrillen, gegen Windmühlen und Monster in den Kampf zogen, selbsterfundene Märchen voller sonderbarer Draufgänger und noch merkwürdigerer Sehbehelfe, die sie Szene für Szene in ein Notizheft zeichnete und die gemeinsam durchzublättern sie sich zur Einschlafzeit zur Gewohnheit machten.

Mit seinen neun Jahren hatte Emil einen Veteranenkörper, übersät mit Schrammen und Vernarbungen, und eine Krankenakte dick wie ein Telefonbuch, und doch war nichts Schlimmes passiert. Der Blinddarm war ihm vorbeugend entnommen worden. Trotz der vielen Knochenbrüche war er ein gerade gewachsenes Kind, nur der linke Arm war infolge eines spät entdeckten Bruches ein wenig verbogen. Das Familienphotoalbum war die Dokumentation eines Heranwachsens in Mullbinden, Verbänden und Gipsen, Emil, der lachend seine Pflaster in die Kamera hielt, der mit Blutergüssen um die Augen ehrwürdig in die Linse sah, der bandagiert wie ein Boxer die Arme zum Sieg hochriss. Ein stolzer Kinderkönig ohne die Bürde des Schmerzes in der engen Haut seiner Kindheit, ein Knochenmann mit einem geflickten Gerippe innen drin, ein fröhliches Erbärmdebild. Interessiert hielt er den Eltern seine blutigen Hände unter die Nase und fragte, Mama, tut das weh? Er stolperte und fiel durch seine Kinderjahre, und keine Erfahrung bewahrte ihn vor der nächsten. Er suchte den Schmerz in jedem Millimeter seines Selbst, wollte ihn aufstöbern, als schliefe er bloß einem Tier gleich in den verborgensten Winkeln seines Inneren. Neugierig war er auf seinen Körper und probierte alles mit und an ihm aus, was ihm nur einfiel. Fasziniert von der eigenen Hülle und ihren Funktionen, angetan von Blut, grub er sich mit den bloßen Fingernägeln durch alle Hautschichten, um den

Dingen auf den Grund zu gehen, bis zum Knochen und noch weiter. Griff, wenn niemand hinsah, auf die glühende Herdplatte, weil die Brandblasen so lustig aus seinen kribbelnden Fingerkuppen stiegen. Schummelte seine Hände neben die Ärmel der Hemden, wenn Friedrich bügelte, um zu sehen, ob sie auch so flach und glatt würden wie der Stoff unter dem zischenden Eisen. Kam mit einem Kniegelenk dick und krumm wie ein Abflussrohr und einem Hammer ins Wohnzimmer. Marschierte durch eine Glastür, im Regen der Splitter, unbeeindruckt, als wäre nichts geschehen, auch als ihm das Blut übers Gesicht lief und von den Fingerspitzen troff. Und er stieß sich, um die größeren Mädchen und Buben der Siedlung zu beeindrucken, einen Kugelschreiber so fest in den Oberarm, dass er im Fleisch stecken blieb. Alle von den Kindern veranstalteten Mutproben gewann er, dazu jene Wettbewerbe in den hinteren Ecken des Spielplatzes, in denen der zum Sieger ernannt wurde, der sich am härtesten ins Gesicht schlagen ließ, oder bei denen man sich eine Münze so lange zuschnipste, bis einer aufgab, weil die aufgescheuerten Fingerknöchel zu sehr schmerzten. Die anderen betrachteten Emil argwöhnisch, hielten ihn erst für einen Lügner, dann für einen Hochstapler, später für Superman, und schließlich war er ihr außerirdischer Held. Sie dachten sich die abenteuerlichsten Herausforderungen für ihn aus, und Alma hatte alle Hände voll zu tun, die dümmsten zu verhindern und die Folgen jener, die sie nicht mehr vereiteln konnte, zu verarzten.

Emils fehlende Schmerzwahrnehmung brachte die Eltern an ihre Grenzen, auch an die der Sprache. Wie sollten sie ihm klarmachen, was es hieß, sich zu quälen, jemanden mit Worten zu verletzen, und was bedeutete es, wenn einer im Gespräch sagte, du hast mir wehgetan. Wie brachte man jemandem Schmerz bei, wie erklärte man ein Gefühl, das nicht erfahrbar war, wie beschrieb man ein Weh, das immer ausblieb. Was war Fleisch ohne die fundamentale Fähigkeit, zu leiden. Alma und Friedrich waren froh um jede kleine offensichtliche Wunde, jeden Kratzer, jeden blauen Fleck, weil die harmlosen Verletzungen die Gefahr sichtbar machten. Nichts fürchteten sie mehr als die unsichtbare, in den Organen verborgene Bedrohung, innere, viszerale Beschädigungen, die ohne ein Unwohlsein unentdeckt bleiben würden, bis es lange zu spät war. Sie versuchten beide, die Schmerzwahrnehmung des Kindes stellvertretend zu übernehmen, mit ihrem eigenen Körperwissen mit- und vorauszudenken, jene Warnsignale vorausschauend verbal zur Verfügung zu stellen, die der Organismus ihres Sohnes nicht zu geben vermochte. Gemeinsam übten sie die Funktion von Schmerz, dachten sich Sicherheitsregeln und Vorsichtsmaßnahmen aus und verstanden, dass sie Emil auch vor jenen Gefahren beschützen mussten, die in den alltäglichen Verrichtungen lauerten. Die harmlosesten, gutartigsten Dinge waren im Stande, falsch benutzt, Schaden zu verursachen. So musste Emil immer aufs Neue daran erinnert werden, dass man zu Weihnachten das heiße Backblech mit den Zimtsternen und Husarenkrapfen nicht mit bloßen Händen aus dem Ofen zog und dass man Minuten hungrig vor einer dampfenden Suppe sitzen musste, bis man sie essen durfte. Dass man sich nur mit lauem Wasser wusch, nicht zu heiß und nicht zu kalt. Dass man, fiel etwas aus Versehen in ein offenes Feuer, nicht die Arme tief hinein in die Flammen streckte, um es zu retten. Dass man sich in neuen Schuhen Blasen und wunde Füße laufen konnte. Dass man den Kopf nicht gegen die Wand schlug, wenn man wütend war, und die Finger nicht so weit zurückbog, dass sie brachen, um andere in den Bann zu ziehen, für einen Applaus oder einen ungläubigen Blick. Dass der Körper Grenzen hatte und ihm eine Zerbrechlichkeit innewohnte, die es zu beschützen galt. Stück für Stück verstand er, das Schwierigste aber war, ihm beizubringen, dass Selbstverletzung kein Zaubertrick und kein Kunststück war, mit dem man beeindrucken konnte, keine exotische Darbietung, nicht für sich selbst und nicht für andere.

Jeden Abend untersuchten sie Emil wie ein zum Verkauf stehendes Tier. Sie tasteten ihn von oben bis unten ab, ob er ein geschwollenes Handgelenk hätte oder ihm ein Nagel in der Fußsohle steckte. Sie kontrollierten seinen Körper auf Unversehrtheit, folgten einem strengen Protokoll, auf dass sie auch nichts vergaßen, und suchten einen Fehler, eine Ungereimtheit, einen Schaden an ihm. Jeden Knochen und jede Sehne kannten sie, alles, was man als Fremder von außen an einem Menschen erfassen konnte. Sie zählten die Kinderrippen und maßen ihre Bögen nach mit den Fingern, waren mit jedem Knick vertraut und jeder Unregelmäßigkeit auf und unter der Haut. Sahen ihm in den Hals und in die Ohren, schauten unter die Zunge, wie man unter einen Teppich lugt, und wünschten sich, dass ihr Blick noch weiter reichte, hinab in den Bauchraum, zu den Innereien, bis zur Leber, bis zum Herzen. Ungeduldig ließ Emil die Inspektionen über sich ergehen und hatte schon in seinen ersten Jahren das Gefühl, sein Körper gehörte nicht ihm allein, aber seine Eltern hätten einen merkwürdigen Anspruch auf ihn. Auch Alma und Friedrich fanden es manches Mal ungehörig, fast unhöflich, ihrem Sohn kein Geheimnis zu lassen und sich zu einem Leib, der nicht ihrer war, so schamlos Zugang zu verschaffen. Es war eine ungefragte, notwendige Nähe, die sie oft genug nicht wollten und von der sie an manchen Tagen nicht wussten, wer von ihnen mehr darunter litt, der, der sie dem anderen aufzwingen, oder der, der sie über sich ergehen lassen musste.

Wie viel Beherrschung kostete es die beiden, nicht verrückt oder zu jener Art unerträglicher Eltern zu werden, die aus den unausweichlichen Gefahren des Seins ein einziges großes Verbot ableiteten. Sie untersagten sich abwechselnd den Alarmismus und die Paranoia und mahnten einander zu einer Gelassenheit, die um die Unkontrollierbarkeit der Welt wusste. Sosehr sie Emil zur Vorsicht erzogen, so wenig wollten sie, dass seine Wachsamkeit in eine Furcht vor dem Leben umschlug. Und oft fragten sie sich, wie man einem Kind beibringt, ein Mensch zu sein, wenn es die Verwundbarkeit nicht kennt. Wie man es mitfühlend macht für andere, wenn es nicht weiß, wie groß ein Schmerz sein kann. Abends am Küchentisch bei Wein und Wacholderschnaps überlegten sie, wie sehr die Verletzlichkeit und die Todesahnung, die mit ihr kommt, den Menschen zum Menschen machen. Und wie man ohne sie liebt.

Mit den Jahren begann Emil nicht den Schmerz selbst, aber seine Ausdrucksformen zu erlernen. Es war die Mimikry des Schmerzlosen. Er imitierte Gesten, wenn sich jemand wehtat, beobachtete seine Spielkameraden und ahmte ihre verzerrten Gesichter und ihre Klagelaute abends vor dem Spiegel nach. Er ordnete Verletzungen und Wehwehchen bestimmte Reaktionen zu, wusste grob, was zueinandergehörte, dass ein aufgeschlagenes Knie ein Au erforderte und dass eine Grimasse angemessen war, stieß man sich an der Tür. Wie ein Schauspieler begann er zu weinen, wenn er eine Treppe hinunterfiel, stets eine Sekunde verzögert auf die Reaktionen der Umwelt achtend, Tränen in den Augen, die mit dem nächsten Wimpernschlag schon wieder verschwunden waren. Er lernte die passenden Antworten und sagte, wenn jemand wissen wollte, ob es denn wehgetan habe, unter wildem Nicken und mit großem Stolz, *ein bisschen.* Dass Schmerz wichtig war und wichtig machte auf der Welt, verstand er bald, dass er die Aufmerksamkeit der Menschen auf sich zog, sie miteinander vertraut machte, und doch fiel es ihm auch mit größter Mühe schwer, das Leiden fremder Menschen einzuschätzen. Wenn es anderen Kindern, seinen Freunden oder den alten Nachbarn schlecht ging, sah er sie mal interessiert, mal ratlos, aber immer kühl an, und nicht nur einmal schätzte er die eigene Stärke bei harmlosen Streitigkeiten und spaßhaften Prügeleien im Hof falsch ein und schlug so hart zu, dass er den anderen Kindern wehtat, ohne es zu wollen, denn keine Erfahrung und keine Scheu hielt ihn zurück. Weil er aber das Gefühl von Wehmut und Verzweiflung nur allzu gut kannte – ein totes Haustier, einsame Stunden, ein kränkendes Wort –, erklärte ihm Alma, er müsse sich den Schmerz als eine Art Traurigkeit des Körpers vorstellen, als einen Liebeskummer der Hände, Arme und Beine. Oft saß er abends auf dem samtenen Sofa und überlegte mit seiner Mutter, wie weh genau jemandem etwas tat. Er bewertete den Schmerz der Szenarien, die sich Alma für ihn ausdachte, überlegte scharf, schien im Kopf das Weh zu überschlagen, riet drauflos und schätzte das Ausmaß des Unglücks abwechselnd für zu groß oder zu klein. Sie stellte ihm Denkaufgaben zu Krankheiten und Unfällen, gab ihm Rätsel zu lösen über die Zerbrechlichkeit des Menschen; sie fragte: Wie geht es einem Buben, der sich den Kopf an einer Tischkante stößt, und wie einem Mädchen, das vom Garagendach fällt? Was passiert einem Mann, den eine Kugel trifft? Schmerzt ein Stoß mit dem Ellbogen in die Seite mehr als das Zerren an jemandes Haar? Ist es schlimmer, wenn man sich mit einer Motorsäge den Arm abschneidet oder wenn man mit nackten Beinen durch ein Brennnesselfeld läuft? Ist es gefährlicher, vom Küchenstuhl oder aus dem Wipfel des Apfelbaums zu springen? Ist eine Ohrfeige oder ein Nierenschlag folgenschwerer? Und nur das Rätsel, ob es mehr schmerzt, wenn man sich die Knochen oder wenn das Herz bricht, behielt sie vorübergehend für sich. Beide lernten, dass Schmerz etwas Individuelles ist, mitunter auch kulturell geprägt. Alma hatte gelesen, dass Kubaner Zahnprobleme und Wehen am schlimmsten fanden, ein Bergstamm auf den Philippinen sich mehr als vor allem anderen vor einem Hundebiss und vor Kopfweh fürchtete und dass deutsche Ärzte darin übereinstimmten, dass es nichts Schmerzhafteres gebe als einen Herzinfarkt und eine Kolik infolge von Nierensteinen. Gemeinsam verglichen

Emil und Alma Frostbeulen und Brandblasen, Fieber und blaue Flecken, entdeckten Bauchkrämpfe und Magenübelkeit, Schnitte und Kratzer, Masern und Keuchhusten, sprachen über Glassplitter und Bügeleisen, schwere Steine und spitze Gegenstände, Nähnadeln, die durch die Fingerkuppen stachen, und Bleistifte, die in Pupillen steckten. Es war ein Katalog der augenfälligen und unsichtbaren Blessuren, den sie abarbeiteten. Für die geheimen, unter der Körperoberfläche verborgenen Gebrechen, die einen heimsuchen konnten, nahmen sie Medizinbücher und -lexika zur Hilfe, mit Querschnitten, die Emil in den Menschen hineinschauen ließen, ihn als von merkwürdigen Formen und Dingen besiedeltes Wesen zeigten, denen in der Dunkelheit des Körpers weiß Gott welche Krankheiten zustoßen konnten. Die bloße Vorstellung davon strengte Emil an. Alles konnte wehtun, auch das, was man nicht sah. Das Labyrinth des Darms, die Lungen, die Leber, die wie ein Stein in einem lag, sogar die Muskelfasern, die, so kam es Emil vor, wie ein Anzug um den Menschen genäht waren, und die knochige Schlange der Wirbelsäule, die ihn aufrecht hielt. Mit Buntstiften malte er gedankenverloren Markierungen auf die Abbildungen des Körperinneren, als wollte er sich so vor Augen führen, dass der Schmerz auch dort zu Hause war, und schlief dann oftmals müde in den Armen seiner Mutter ein. Auch Alma fühlte sich dünnhäutig und erschöpft nach diesen Ratespielen, als würde allein das Reden vom Schmerz denselben erzeugen und in den Körper einspeisen und als müsste sie sich erst von seiner Macht erholen.

Das Kinderzimmer war klein, vollgestopft mit Fußballstickern, Superheldenfiguren und Stofftieren, aber statt Poster hingen Röntgenbilder an den hellen Wänden. Seine eigenen Knochen schmückten den Raum, und Emil mochte die durchleuchteten Aufnahmen seiner unsichtbaren und ungefühlten Schmerzen. Er wusste von jeder, zu welchem Anlass sie angefertigt worden war, als handele es sich um Urlaubserinnerungen. Sie waren sein ausgelagertes Schmerzgedächtnis. Alma hatte begonnen, sie an die Wand zu kleben, damit er nicht vergaß, auf seine Knochen achtzugeben, auch wenn er sie nicht sah und spürte, und schon bald zierte ein ganzes Album die Wand. Jede Fraktur erzählte die Geschichte eines besonderen Ereignisses, von einem Spaß oder einem Schrecken, der vertrauten Fahrt ins Krankenhaus, die sie manchmal aus Vorsicht und manchmal aus Notwendigkeit antraten. Sie fuhren lieber einmal zu oft als einmal zu wenig, denn jeder unentdeckte Bruch konnte die Knochen zu abstrusen Formen auswachsen lassen, hatten die Ärzte erklärt, und Emil, passte man nicht auf, zum Greis und Versehrten machen, der im Kindesalter schon mit schiefem Rücken und verkürztem Bein auf ein Gehwägelchen angewiesen oder gar an den Rollstuhl gefesselt wäre. Radiographien von Wadenbeinen, Sprunggelenken, Kiefer- und Beckenknochen füllten das Kinderzimmer, dem Sedletz'schen Beinhaus ähnlich, eine Hand schien mit gespreizten Fingern weiß vom Kleiderschrank zu winken, ein Schädel neben dem hölzernen Kaufmannsladen deutete stumm nach links. Manches Mal standen Alma und Emil vor dem Zubettgehen in dem Raum wie in einem Museum und schauten sich die Abbildungen seines Inneren an, wie man ein Gemälde betrachtet. Sie studierten die gebrochenen und zusammengewachsenen Linien, die Verschattungen und Aufhellungen, die milchigen Zwischentöne. Sie schauten hinein in Emil. Es waren intime Porträts, der vollständige Bauplan eines Kindes, ein ganzes gespenstisches Menschengerüst von den Zehenknöchelchen bis zur Schädelkalotte hing an den Zimmerwänden. Immer wieder staunte Alma, dass man so leicht zerbrechen und doch so aufrecht stehen konnte. Manchmal kam ihr das Kind brüchig, fragil, fast gläsern vor, dann wieder von einer abweisenden, energetischen Stärke, die sie selbst überraschte. Jeden Abend, wenn Emil eingeschlafen war, stand sie müde vor dem Bett ihres Sohnes, schaute auf ihr Kind hinunter, folgte mit dem Blick den Konturen seines Körpers unter der Decke und versicherte sich ein letztes Mal seiner Ganzheit. Etwas eigenartig Heiles schien an ihm zu sein, und in dem Röntgenbilder-Ossarium überkam sie ein irritierendes Gefühl von Zärtlichkeit, an das sie sich immer wieder von neuem gewöhnen musste. Dann ließ sie Emil zurück, ohne Nachtlicht, aber mit seinen eigenen leuchtenden Knochen.

Alma mochte den Schlaf, war ihm dankbar, weil ihr Sohn darin so gut aufgehoben war. Es waren die ungefährlichsten Stunden des Tages. Nur eine Weile litt Emil an jenem Nachtschrecken, von dem Klein- und Schulkinder manches Mal heimgesucht werden. Dann erwachte er in einem falschen Augenblick aus tiefstem Schlaf mit geweiteten Pupillen, hochenergetisch, das Hemdchen nass vom kalten Schweiß, tobend vor Furcht, und erkannte die herbeieilenden Eltern nicht. Orientierungslos schlug er um sich, ein Kind, herausgefallen aus der Nacht, ohne Ort, ohne

Traum, blauhäutig vor Angst. Sah nur morphische Formen, wirre Geometrien, schrie Alma, die ihn schüttelte, in Todesangst entgegen, sie sei ein Dreieck, ein Kreis, eine Kugel, und sie zitterten gemeinsam, Emil, gepackt vom Horror der Einsamkeit, und Alma, ergriffen von jenem des Nicht-wiedererkannt-Werdens. Und während Emil am nächsten Morgen alles vergessen hatte, verfolgte Alma über Tage ein Unbehagen, das über den Schrecken der Nacht hinauswies.

Gegen alle Widerstände versuchten die Eltern Emil ein normales Leben zu ermöglichen. Alma und Friedrich lernten selbst jeden Tag dazu, wie sie mit ihrem ungewöhnlichen Kind umzugehen hatten, und anfangs verteilten sie bei jeder der halbjährlichen Hausversammlungen in der Siedlung Flugzettel, damit jeder wusste, was zu tun sei, fände er Emil mit einer sichtbaren Verletzung oder inmitten einer dummen Waghalsigkeit. Die meisten Nachbarn und Mitbewohner waren halb interessiert, halb irritiert, bemühten sich stets, das Richtige zu tun, aber hielten Distanz, während die Kinder, die sich selbst unaufhörlich verwandelten, sich kaum an der Andersartigkeit störten und neugierig waren ohne Scheu. So unterschiedlich sie waren, wurden sie doch gemeinsam groß, teilten weniger die Kinderkrankheiten, aber die unsichtbaren Wachstumsschmerzen, die einsetzten, wenn nicht nur der Körper, aber der Mensch innen drin in die Höhe schoss. Auf den Bäumen neben dem Ringelspiel schnitt Alma Kerben in die Rinde, wenn sich die Schar dort versammelte im Frühling und sich in einer Reihe anstellte, um vermessen zu werden unter freiem Himmel. Drahtige, muskulöse Kinder, erst blass vom Winter und dann sonnenverbrannt nach den warmen Monaten. Wenn der Sommer zur Neige ging, kamen jene, die weggefahren waren, auf Urlaub oder zu Verwandten, wieder, groß und fremd, mit ein paar Zentimetern mehr und einem neuen Gesicht, mal ernst, mal hochmütig, vom Wachsen ausgezehrt, so dass man die Rippen durch das T-Shirt sah, und mit dunklen Augenringen. Waren alle wieder da, starrten sie sich gegenseitig an, fragten Emil nach seinen neuesten Narben und stellten sich zu Almas Kerben, um zu sehen, wie weit sie über sie und sich selbst hinausgewachsen waren. Emil verbrachte alle Sommer zu Hause, sie fuhren nie weit fort, trauten sich nicht länger an einen anderen Ort, denn falls etwas geschähe, wollten sie in der Nähe der vertrauten Ärzte und Krankenhäuser sein. Jahr für Jahr saß er mit Alma auf der Dachterrasse, auf einem alten Perserteppich und unter einem Sonnenschirm, einen Gameboy oder ein Comicheft in der Hand, den Geschmack von Milcheis und, war es bis auf das Stäbchen heruntergelutscht, den von Holz auf der Zunge. Der Mann mit der Prothese aus dem Stockwerk über ihnen streckte sich im Liegestuhl neben ihnen aus, wurde in jedem Sommer brauner als im vorangegangenen, und nur sein künstliches Bein blieb immer blass. Mütter mit Kindern stiegen zum Sonnenbad die Stufen hinauf, setzten die Kleinen in mit Wasser gefüllte Wäschewannen und große Eimer, saßen auf dem heißen Boden und tauchten selbst die Hände ins Nass. Manchmal gingen sie ins Schwimmbad, wie früher in Almas dunkelster Zeit, und Emil sprang so oft vom Zehnmeterturm, dass Alma am Beckenrand vor Nervosität kalte Hände bekam, war der Sommertag auch noch so heiß.

Sie machten keine Urlaube, aber sie machten viele kleine Ausflüge. Unternahmen Spaziergänge, Landpartien und Spritzfahrten ins Umland, fuhren in die Wälder, die Alma und Friedrich am Anfang ihrer Liebe durchstreift hatten, blieben in der Nähe ihrer Stadt und drehten um, wenn Friedrich das Gefühl überkam, die Entfernung werde zu groß. Sie besuchten Museen und verbrachten Zeit in Kaffeehäusern, aber besonders gerne mochte Emil Kirchen. Wenn sie auf ihren Streifzügen in fremde Gotteshäuser gingen, lief er mit großen Augen zwischen den Säulenreihen umher und war gebannt von den düsteren Bildern der Passionsgeschichte. Der traurige Mann, dem die sonderbarsten Dinge zustießen, beschäftigte ihn. Konzentriert besah er sich den nackten, geschundenen Körper Christi, stand vor der Dornenkrönung und der Kreuztragung, der Geißelung und der Annaglung, interessierte sich besonders für all jene Szenen, in denen Blut über die Gestalt rann, die stets zum Himmel sah. Wie man ihm die Füße brach, damit sie das Gewicht nicht mehr hielten und es ihn schwerer zur Erde zog, wie man ihm mit einem Speer den Leib öffnete, als wollte man hineinsehen. Es waren verbotene Dinge, die auf den Gemälden geschahen, so viel wusste er, und es waren schmerzhafte, so viel fühlte er, so viel hatte er gelernt, er erkannte es an den dunklen Augen. Er stand dem Schmerzensmann andachtsvoll gegenüber, er war ihm vollständig fremd, und doch konnte er den Blick nicht von ihm wenden. Manchmal hob Friedrich ihn hoch, damit er noch besser sah, und beantwortete lange alle Fragen, und Emil dachte nach und zeigte auf jene Jesus-Bilder, auf denen Gewalt passierte, und sagte, das tut weh, und das tut weh, und das tut weh, und er sagte es auch zum letzten Bild, auf dem die wieder heile Figur bloß in den Himmel emporstieg, als ahnte er von den Leiden der Göttlichkeit.

Nicht nur Christus und von Pfeilen durchbohrte, gleichmütig blickende Märtyrer faszinierten ihn, auch Superhelden und Fabelwesen, Roboter und Menschen mit Prothesen, all jene, deren Körper außer der Norm waren und denen das Besondere anhaftete. Er liebte ihre Geschichten, fühlte sich ihnen mitunter so vertraut, als wären sie im Geheimen eine Schicksalsgemeinschaft, zu der die gewöhnlichen Menschen keinen Zugang hatten. Er machte keinen Unterschied zwischen Darkman und jenem Nachbarn aus dem oberen Stockwerk, der sich sommers mit einem künstlichen, sonnenölglänzenden Bein auf der Dachterrasse bräunte. Dass auch er nach komplizierten Knochenbrüchen, damit sie richtig verheilten, fremde Teile in sich tragen musste, hatte ihn stets ein wenig verstört. Hin und wieder hatte er sich ohne die künstlichen Verstärkungen sogar unvollständig gefühlt. Metallplatten, Stahldrähte und Titannägel waren ihm eingebaut und wieder entfernt worden, Schrauben fixierten sein Inneres, lenkten das Wachsen und Zusammenwachsen in seinem immer größer und größer werdenden Körper. Ein kleiner Transhumanist wider Willen schien er Alma manchmal zu sein, wenn sie erst auf die Röntgenbilder und dann auf ihn sah, auf die Modifikationen seines Körpers, auf den Gips, den Fixateur, die Titanschrauben, die ihn ergänzten, als hinterließe der fehlende Schmerz Lücken, die nur fremde, anorganische Materialien zu füllen vermochten.

Das hatte er mit dem Großvater gemein, dem man irgendwann nach dem Krieg, aber lange bevor er ein alter Mann war, eine Kugelprothese eingesetzt hatte, metallene Herzklappen der Firma Johnson & Johnson, gegen die Insuffizienz des Organs, die Unzulänglichkeit des eigenen Herzens. Und es kam Alma stets eigenartig folgerichtig vor, dass es schwach geworden war an den entsetzlichen Dingen, an denen es teilhatte, an der Täter- und der Opferschaft, und dass der Großvater etwas Mechanisches benötigte in sich drinnen, das sein Herz stützte wie ein Krückstock, um weiterleben zu können. Ein Teil von ihm selbst war kaputtgegangen, fremd geworden und -geblieben über die Jahre. Deshalb riss etwas an Alma und jagte ihr Kälteschauer über die Haut, wenn die Verwandten auf Familienfeiern in Emils Gesicht jenes des Großvaters wiedererkannten. Die behauptete Ähnlichkeit war schwer zu ertragen. Dass Emil dem Alten auf irgendeine Weise gleich sein sollte, dem Schweigenden, dem Soldaten, dem Mörder, dem Gefangenen, war ihr unangenehm, und jede noch so harmlose Gewaltbereitschaft, jede altersgemäße Aggression des Kindes, schon eine geballte Faust, beobachtete sie mit Sorge, glaubte darin das Familienerbe zu erkennen und in Emil ein Sühnekind, ein Schuldkind. Dass Emil doch aussähe wie der Großvater, hörte sie auf dem ersten Familienfest nach jener Diagnose, die den Schmerz zum Dreh- und Angelpunkt ihres Lebens gemacht hatte. Oft dachte sie an jenen Tag zurück. Alles war neu gewesen. Mit dem seltsamen Gefühl, jemandes Mutter und zugleich jemandes Kind zu sein, war sie zwischen ihren Eltern gesessen, Emil im Arm. Es wurde getuschelt hinter jener vorgehaltenen Hand, mit der ihr und Friedrich dann beflissen auf die Schulter geklopft wurde. Zu fortgeschrittener Stunde kippte die Stimmung, wurde fahrig und überdreht, und die Verwandten begannen, das kleine Kind verstohlen zu zwicken, so fest, dass sich die Haut rötete, und Friedrich stieß einen Onkel zur Seite, der, betrunken, prüfend an Emils Haar gezogen hatte, bis er ein Büschel zwischen den Fingern hielt. Sie zupften an Emil herum und fassten ihn stets eine Spur zu grob an, um zu sehen, ob er nicht doch weinen würde, die Geschichte nicht doch eine Lüge oder wenigstens eine Übertreibung sei. Den ganzen Tag war Emil mit gleichgültigem Kindergesicht von Hand zu Hand weitergegeben, von Schoß auf Schoß gesetzt worden, und alle hatten ihn so genau inspiziert, wie sie nur konnten. Aber erst als er abends, müde von der Aufmerksamkeit, in Almas Arme laufen wollte, stürzte und hart mit dem Kopf auf dem Boden aufschlug, aber dabei nicht eine Miene verzog, begannen die Versammelten zu glauben, dass sein Körper nach andersartigen Regeln funktionierte. Nicht Glück und Normalität musste er vorspielen, wie die anderen in der Familie, aber den Schmerz.

Wenn Alma mit Emil bei den Großeltern zu Besuch war, schien der Schmerzkosmos der einen mit jenem der Schmerzlosigkeit des anderen auf wunderliche Art und Weise zu kollidieren. Der Bub stürmte durch die Erstarrtheit des Hauses, rannte durch den Korridor der alten Dinge, als wäre er auf einer Zeitreise in die Vergangenheit, und nichts tat ihm weh. Die jahrelange Leidens- und Verfallsgeschichte der Alten mit dem kindlichen Unverständnis für jedes Leid auszusöhnen war keine leichte Aufgabe. Ständig musste Alma ihren Sohn zur Vorsicht anleiten, damit er nicht zu grob war mit der alten Frau, und oft musste sie der Großmutter erklären, dass die Abwesenheit des Schmerzes kein Segen war, auch wenn die sich an schlechten Tagen nichts mehr als das wünschte. Die Alten und ihr jüngster Nachfahr waren Antipoden, die Gegengestalten der Familiengeschichte, der eine die Folge der anderen. Der Großvater und Emil standen sich gegenüber als Spiegelfigur der Zeit, mit einem jungen und einem alten Gesicht, voller Ersatzteile innen drin, Schrauben, die sie zusammenhielten, und einem falschen Herzen.

VIII

Der Großvater starb, wie Alma ihn gekannt hatte, stumm, ohne letzten Wunsch und ohne letzte Worte. An keiner bestimmten Krankheit, aber am Alter, ohne Aufhebens davon zu machen. Keine Lebensbeichte und nicht eine Liebesbekundung kamen ihm über die Lippen in den Wochen und Tagen vor seinem Tod. Er schwieg sich davon. Sein innerer Winter ergriff vollends von ihm Besitz, machte seinen Körper blasser und kälter mit jedem Tag, der verging, dass man fror, wenn man nur seine Hand berührte. Die Decken, in die man ihn wickelte, wärmten ihn nicht. Sein Leib verwandelte sich, wurde klein und feucht, mit grauem Mund saß er im gepolsterten Lehnstuhl des Wohnzimmers, gestützt von Kissen, weil er nicht im Bett sterben wollte, aber so aufrecht wie möglich. Gerne wäre er bei einem Spaziergang mit den ergrauten Hunden in der Morgendämmerung einfach umgefallen in einer leeren Straße, wie von einer Kugel getroffen, in voller Länge auf dem Boden aufgeschlagen, ohne Schrumpfen, ohne Vorbereitung auf das Nichts. Wie das Leben war auch der Tod anders gekommen. Mager und unempfindlich für Hunger und Durst, aber mit rasselndem Atem verschwand er aus der Welt. Das Schweigen war das Letzte, was sie voneinander hörten. Als er starb, lief Fußball im stummgeschalteten Fernseher im Wohnzimmer, und wann immer Almas Blick auf den Bildschirm und auf die dem Ball hinterherlaufenden Figuren fiel, dachte sie: Großvater, sie spielen nur für dich. Und sie verloren doch, selbst als es eine rote Karte für die Gegner gab und seine Mannschaft mit einem Mann mehr weiterspielte, gewannen sie nicht. Das sah der Alte schon nicht mehr. Mit der Großmutter stand sie vor ihm, ungeübt in Nähe und unfähig zum Abschied, und schaute ihm in die getrübten Augen, die mit jeder Stunde weniger auf das Licht reagierten, als hätten sie sich schon an ein Dunkel gewöhnt, bis er sie öfter und öfter schloss, bis er sie nicht mehr öffnete und sie ihn an den großen Schlaf verloren, den Immermüden, den Immerkalten. Der Puls, erst schnell und schwach, verklang. Die Hunde schliefen zu seinen Füßen, die Schnauzen an den Nähten der Hosenbeine. Dann war die Verwandlung geglückt, vom Lebenden zum Toten, herausgehäutet aus dem Schicksal. Sie staunten über seinen Tod, über diese minimale Abänderung des Vertrauten, die kaum sichtbar war mit freiem Auge, und es dauerte Minuten, bis sie bereit waren, damit zu beginnen, ihn anzuerkennen. Niemand traute sich, aus dem Zimmer zu gehen, denn sie wollten den Leichnam nicht alleine lassen, ertrugen die Vorstellung nicht, dass er auch nur für Sekunden einsam dasaß in dieser letzten Verletzlichkeit. Zur Trauer auf der einen Seite, groß und einfach, kam die Erleichterung auf der anderen. Die beiden weinten kurz miteinander, dann tranken sie einen Napoléon aus der Speisezimmerkredenz und zündeten sich eine Zigarette an, denn sie fühlten, die großen Gesten tun den Toten nichts, sie waren schon an den Lebenden vergebens.

Drei Tage später schoss sich die Großmutter mit einem Kleinkaliber-Revolver in den Kopf. Es war ein sorgfältig vorbereiteter Tod, selbstgewählt, gegen vier Uhr früh, wenn die Schlaflosen in den Betten der eigenen Sterblichkeit nachspüren und mit geschlossenen Augen bei geschlossenen Fenstern nach den ersten Vögeln hören. Man fand sie auf dem Boden mit weit ausgebreiteten Armen auf einem Buchara-Teppich, nur wenig größer als sie selbst, eine Polsterhülle über dem Kopf. Es war eine finstere, verhüllte Würde, als wäre sie für eine Gespenstergeschichte gestorben, und die zwei Schäferhunde saßen zu ihrer Linken und zu ihrer Rechten wie Wächterlöwen. Das Haus war bis in den kleinsten Winkel aufgeräumt, und auf den Vitrinen, Bildern und Lampen klebten Zettelchen mit jenen Namen, in deren Besitz die Gegenstände übergehen sollten. Alle Zimmer waren über und über beschriftet, jedem Ding war ein neuer Mensch zugeordnet, als gäbe es nichts Gefährlicheres, als zu niemandem zu gehören. Mit jedem Luftzug ging ein Rascheln durch die Räume, und öffnete man eine Tür zu rasch, lösten sich einige der Zettel und fielen wie Blätter zu Boden. Manche Möbel waren aneinandergerückt worden, und Alma fragte sich, ob das Wissen um den kommenden Tod oder das um das letzte Leben die kranke Frau die Kraft hatte finden lassen, die schweren Kommoden und Wanduhren zu bewegen. Das unschöne Porzellan war zerbrochen, die Kleiderschränke waren leergeräumt, und das Gewand stand in schwarze Müllsäcke verpackt vor den geöffneten Türen. Auf dem Schreibtisch lagen die wichtigsten Dokumente und die Photoalben auf einem sauberen Stapel, aber einen Brief, eine Karte, einen Abschiedsgruß suchte Alma auch hier vergebens. Aber in der Nacht sah sie die Großmutter im Traum, eine glückliche Hohepriesterin mit geschlossenen

Augen und Pagenkopf, im Garten tief unter der Erde, aufrecht zwischen Wurzeln und Steinen, mit ausgebreiteten Armen, als wäre sie selbst ein Kreuz.

Die Nähe zu den Großeltern war eine Nähe durch Gewöhnung gewesen, eine Zuneigung, die aus dem Einander-ausgesetzt-Sein einer Familie entstand, eine ferne Liebe als Reflex, unabhängig von Biographie und Charakter. Weder verzieh noch begnadigte man einander, aber man lebte gemeinsam unter einem Dach oder einer Idee davon. Dass der Großvater in den Krieg und seine Verbrechen verwickelt gewesen war, hatte jede Form der Zuneigung für Alma schwierig, merkwürdig und schuldbeladen gemacht, aber nicht inexistent. Er hatte eine Rolle in den ununterbrochenen Theaterstücken des Elternhauses besetzt, war Teil ihrer Kindheit gewesen, das Ziel der Fragen ihrer Jugend und blieb ein Stück ihres Erwachsenseins, dem die Antworten noch immer fehlten. Alma dachte oft, dass noch das Schrecklichste einen manchmal nicht davon abhielt, jemanden zu vermissen. Während Gewalt einfach war, waren ihre Folgen kompliziert und unübersichtlich, und oft erfuhr man erst, dass die Menschen, die einem nahestanden, auch böse waren, wenn es zu spät war und man sich längst an sie gewöhnt hatte. Wenn Friedrich sie hin und wieder verständnislos fragte, warum sie sich nicht abwandte und lossagte von dieser Vergangenheit, von dieser Familie, als würde sie sich rückwirkend mitschuldig machen, antwortete sie stets mit einem Schulterzucken, dass man manchmal eben auch den Widersprüchen verpflichtet war.

Der Tod der Großeltern erschien Alma als ein bis zum Äußersten verkürztes Dominospiel. Wie Steine fielen sie um, erst der eine, dann die andere, und schon war es zu Ende. Auf eine verquere Art und Weise war Alma vorbereitet. Sie wusste, dass man den Schrecken und die Innigkeit an der Vorstellung des Verschwindens maß. Und so hatte sie diesen Tod jahrelang geübt im Kopf, eine Welt ohne die beiden imaginiert, ihre Abwesenheit in ihrem Leben ausprobiert, um, wenn es so weit sein würde, nicht überrascht zu sein vom Schmerz. Wie zum Training hatte sie die zwei alten Menschen ausgeschnitten aus der Wirklichkeit, erst aus der Stadt, dann aus dem Haus und aus der Küche, zum Schluss aus ihren Stühlen, auf denen sie saßen, wenn die Enkelin auf Besuch kam. Aus dem Kalender, den künftigen Jahren und Wochen, den Geburts- und Feiertagen, aus all jenen Ereignissen, die man gerne teilt, und aus all jenen, an denen man allein glaubt zugrunde zu gehen, um die Kompromisslosigkeit eines Abschieds für immer zu verstehen, noch bevor er ihr widerfuhr. Alma hatte das Refugium hinter den Thujenhecken aufgelöst und eine Musterwelt des Fehlens entworfen. Sie hatte sich die dünne Haut an den Fingern und die extralangen Zigaretten der Großmutter weggedacht. Den Geschmack des Napoléon und den Geruch des Pfefferminztees. Den leisen Zuckerstückchen-Regen des Großvaters und die Geborgenheit der Leidensgeschichten der Großmutter. Den Sommerapplaus der toten Fliegen. Hatte ihre Augen verschwinden lassen, wie man eine Murmel in der Hosentasche versteckt, hatte ihre Körper Glied für Glied abgetragen und fortgepackt in die hintersten Winkel des Hirns, den Schatten zum Schluss, bis nichts mehr übrig war von ihren Gestalten. Dann übte sie, zurechtzukommen in dieser Lückenwelt, in dieser Phantasiewelt ohne die beiden Menschen. Und die Testläufe schienen funktioniert zu haben, denn als die Stunde kam, da sie wirklich verschwunden waren, stand Alma ruhig und gefasst da, uneingeschüchtert vom Ewigen und uneingeschüchtert vom eigenen Schmerz, aber beeindruckt von der Wirkung des Kleinkaliber-Revolvers.

Irgendwann bleiben die Jahre, in denen niemand stirbt, aus, irgendwann sind Beerdigungsbesuche nicht mehr neu, aber gehören zu den regelmäßigen Aufgaben jedes gewöhnlichen Erwachsenen und jedes traurigen Kindes. Irgendwann ist man alt genug für einen Begräbnismantel, enge schwarze Schuhe und Stofftaschentücher. Irgendwann ist man alt genug für die Auswahl von Kranz, Sarg, Urne. Die Großeltern wollten begraben werden und in die nimmersatte Friedhofserde fallen zum erhofften und zum verlorenen Gott. Im Bestattungsinstitut stand Alma neben der Mutter und las, um nicht in ihr verweintes Gesicht sehen zu müssen, auf Plakaten hinter Glasvitrinen, dass man die Asche der Toten auch zu Diamanten pressen lassen oder sieben Gramm des Verstorbenen mit einer Trägerrakete in den Weltraum schießen lassen konnte. Und es tat ihr leid, dass sie die beiden nicht als Ring am Finger oder als Anhänger um den Hals trug oder nachts ins All schauen konnte mit der Gewissheit, dass da zwei Kapseln zwischen den Sternen treiben, ewige Astronauten aus Staub en miniature. Sie dachte über ihren eigenen Tod nach und daran, dass sie nicht begraben und nicht verbrannt werden wollte, nicht zu Staub zerfallen und nicht Erde werden, und auch sollten nicht Insekten die Adern entlang durch ihren Körper wandern. Sie wollte lieber gefressen werden von einem wilden großen Tier, zerbissen und geschluckt von einem gigantischen Hai, einem Bären, Löwen, Dinosaurier oder, von vielen kleinen Fischen bis auf die Knochen abgenagt, zum Meeresgrund hinuntersinken.

Die Beerdigung behielt Alma als eine organische Liturgie, als eine Abfolge aus Bildern und Geräuschen im Kopf, Einzelheiten, die sich nicht in einen Zusammenhang fügten. Die Gebete und Beschwörungen, dass die Verstorbenen heimkehren mögen zu Gott, klangen für Alma wie unwirksame Zaubersprüche, wusste sie doch, dass dieser Gott dem Großvater verlorengegangen war im Krieg, aus eigener und aus fremder Schuld. Zurückgerufen zu werden zu jemandem, an den man nicht glaubte, fand sie billig, auch wenn es dem Wunsch der Großmutter entsprach. Die Trauergemeinschaft murmelte den Gebeten hinterher, stand auf und fiel zurück auf ihre Plätze, nur manche waren so müde, dass sie gleich sitzen blieben. Es gab die geleierten Antworten auf die Fürbitten und einen Onkel, der jedes Amen brüllte, dessen *Wir bitten Dich erhöre uns* wie ein Schlachtruf klang, laut und aggressiv, der manchmal ein bisschen zu früh ertönte, weil er schlecht hörte. Alma saß in der hintersten Reihe, starrte auf die Särge, die nebeneinanderstanden wie kommunizierende Gefäße, in ihrer unteren Hälfte verbunden durch Blumen, und fröstelte tief drinnen, als liefe ihr kaltes Wasser durch das Rückenmark, als wären alle Knochen Rohre mit eisiger Flüssigkeit, und fand es schade, dass es bei Beerdigungen nicht üblich war, die Blumensträuße nach hinten über die Schulter zu werfen, um zu sehen, wer als Nächstes sterben würde. Wenn sie später an den Tag des Begräbnisses dachte, dachte sie an den Geruch von Weihrauch und an die schweren weißen Blüten, die sich aus den Gestecken lösten und zu den Fürbitten zu Boden fielen. Sie dachte an die immer gleiche Unsicherheit, wann man aufstand und wann man sich setzte in der Kirche. An die Kälte in den Fußsohlen. Den gebeugten Nacken ihrer ansonsten so aufrechten Mutter, während sie niederkniete zum Gebet. An das Läuten der Glocken und das Klingeln der Münzen. Die Reihen der Köpfe, jeder mit einer anderen Frisur und einer anderen Haarfarbe. Die eiligen Schritte der Eltern, die die schreienden Säuglinge aus der Kirche trugen. Die glasäugigen Kinder, jene, die schon größer, und jene, die noch klein waren, unwissend, gleichgültig, gelangweilt, auf den Kirchenbänken turnend, aber irgendwann angesteckt von der Traurigkeit, so dass auch sie weinten, ohne zu wissen, warum, und ohne zu ahnen, um wen. Das Mädchen, das mit den Muttermalen auf der Stirn eines alten Mannes spielte und sie mit den Fingern berührte, als drückte es auf einen Knopf. Emils kühle und Friedrichs warme Hand in ihren Händen. Sie erinnerte sich an das Wetter als ein graues Gleißen, das in den Augen brannte, als sie die Friedhofsmauer entlangschritten, eine kleine, schwarze Prozession aus Schweigen und ersten Klatsch-und-Tratsch-Geschichten. Und daran, dass einst der Großvater mit Heimaterde in den Manteltaschen aufgebrochen war und sie sie ihm und der Großmutter nun hinterherwarf ins Grab, ohne die Hoffnung, dass irgendjemand wiederkommen würde.

Das Haus mit der Nummer 28 war unerträglich leer nach diesem großen Sterben, nicht nur seine Bewohner fehlten, auch die Geschichten und Erinnerungen, die es gefüllt hatten, waren verschwunden. Bloß die rauchsüßen Gerüche und die Dinge blieben. Das Haus ging an Almas Mutter, die Zettelchen mit der Kurrentschrift der Großmutter regelten den Besitz der großen Gegenstände und Möbel, aber die Kleinigkeiten, die man im Laufe eines Lebens ansammelte, versteckten sich in den Schubladen. Alma verbrachte Stunden damit, in ihnen zu kramen, wühlte sich durch lange abgelaufene Reisepässe und Liebesbriefe, Postkarten und Liederbücher, Hochzeitseinladungen mit Photos verblichener Paare, fand Haarbüschel in Kuverts, einen ganzen abgeschnittenen Frauenzopf, zog Geschenke hervor, die sie den Großeltern einst selbst gemacht hatte, entdeckte die eigene Handschrift auf Geburtstagsbillets und erschrak. Sie behielt einige der Briefe, die Photos und ein paar praktische Dinge, eine verschlossene Shampooflasche und einige Tuben Zahnpasta aus dem Badezimmer, und so kam es, dass sie monatelang, wann immer sie sich die Zähne putzte, an die Großeltern dachte, dreimal am Tag Andacht vor dem Spiegel hielt, kleine Erinnerungszeremonien mit Minzgeschmack auf der Zunge.

Die Großeltern nahmen die Lebensgeschichten und Kinderfragen und Erwachsenenantworten mit in ihr Grab, lagen mit ihrem Schicksal in der Erde, aber ihre Schatten ließen sie zurück. Nicht alles endet mit dem Tod. Alma fragte sich, ob ihr Sterben die unausgesprochenen Abmachungen der Familie tilgte, ob nun das Schweigegebot für die Nachkommen und ihre Mutter erloschen war, ob sie die eigenen Eltern verraten und ob die Darbietungen des Alltags andere werden würden. Die Trauer machte Alma redebedürftig. Abends, wenn Friedrich und Emil zu Bett gegangen waren, führte sie Selbstgespräche, Totengespräche mit ihrem Gespensterkabinett, hörte nicht mehr zu, aber redete ein auf die Verstorbenen, jetzt, da sie sich nicht mehr zu wehren vermochten. Sie saß in der kleinen Küche und dachte nach über diese beiden Leben, die ihr eigenes sonderbar mitgestaltet, sichtbar und unsichtbar auf es eingewirkt hatten. Sie bemühte sich, in diesen Gedanken den Rückschaufehler zu vermeiden, denn sie hatte mit den Jahren verstanden, dass es sinnlos war, die Biographie eines Menschen vom Ende her aufrollen zu wollen. Im Nachhinein, wenn man schon wusste, wie es ausgegangen war, schien jedes Ereignis und jede Entscheidung folgerichtig und alternativlos. Deshalb begann sie mit dem Anfang und tastete sich die Chronologie dieser Menschenleben entlang, reiste dem Zeitstrahl hinterher, sie dachte der Reihe nach an die Jahre des Großvater und an die Jahre der Großmutter, an die Einzelheiten und Ereignisse, von denen sie wusste, zwischen Geburt und Tod, und immer stolperte sie über den Krieg, der die Zeitrechnung in ein Davor und ein Danach teilte. Obschon sie alle Erzählungen der Großmutter, die schlimmsten und die schönsten, Hunderte Male gehört hatte, erging es ihr wie allen Zurückgebliebenen. Sie ergriff das Gefühl, auf Fragen, die ihr viel zu spät eingefallen waren, sitzengeblieben zu sein.

Die Trauer, die mit dem Doppeltod der Großeltern kam, war ein wildes Gefühl, gewaltig und neu, das Alma von innen befiel und vor dem sie keine Vorbereitung und keine

Übung bewahren konnte. Alle Rituale schienen ihr ungenügend, alle Bräuche nicht ausreichend für seine Größe. Gott konnte nichts für sie tun, das Weinen war bald aufgebraucht, und die Gänge auf den Friedhof langweilten sie, auch wenn sie eine Flasche Napoléon in der Tasche hatte, um den Toten zuzuprosten mit erhobenem Glas, so dass sie die feierlichen Gastspiele bald wieder aufgab. Sie besuchte der Reihe nach all jene Orte, die sie mit den Großeltern verband, die Laube der Eltern, wo sie sich als Kind an den Zehen des Großvaters verzählt hatte, den Gasthof, der die Feste der Familie ausrichtete, das kleine Dorf unweit der Stadt, in dem die Großmutter geboren worden war, und das turmhohe Gebäude, in dem sie als Stenotypistin gearbeitet hatte. Sie wanderte zu ihrer Hochzeitskapelle, besichtigte das in ein Sanitärgeschäft verwandelte Tanzlokal, stand immer wieder vor dem verschlossenen Gartentor des leerstehenden Hauses, als erwartete sie, dass es sich wie von Zauberhand öffnete. Sie suchte sich die Orte zur Vergangenheit, die konkrete Entsprechung der Geschichten, die Flecken der anwesenden Welt, wanderte von einem Punkt der biographischen Landkarte zum anderen. Als sie mit den nahe gelegenen fertig war, trieb es sie zu den entfernteren. Sie sah sich einen in den Erzählungen auftauchenden See oder einen Berggipfel an, fuhr an einem Wochenende bis ans Meer, Szenerie jenes ersten Urlaubs im Süden unter einem Feigenbaum, an den die verblichenen Bilder auf der Wohnzimmerkommode erinnerten. Sie wurde gierig nach den Schauplätzen dieses zu Ende gelebten Lebens, begann davon zu träumen, weiter und weiter zu fahren, weiter in der Vergangenheit und weiter in den Osten, bis in den Krieg hinein, bis in die Gefangenschaft des Großvater, bis in die kasachische Steppe. Alma wurde besessen von dem Gedanken, es von Anfang bis zum Ende zu rekonstruieren, ihre Schritte in die schon getanen zu setzen, die Lücken zu füllen und die Lügen zu entlarven. Es zog sie fort, als hätte sie Zugvögel unter der Haut. Sie wusste, dass es ein vermessener Wunsch war und ein maßloser, eine unmögliche Zeitreise, aber sie störte sich nicht daran. Sie hatte genug vom Bleiben, genug von der mit den Jahren um sie herum schrumpfenden Wohnung, der Kleinheit ihrer Tage, sie wollte fort und dem Verschwinden hinterher.

Es dauerte Monate, Friedrich von der Idee zu überzeugen. Er nannte sie verrückt, allein der Gedanke schien ihm abwegig, schließlich begründete er seine Ablehnung mit Sorge um das Kind, und erst als ein beruflicher Auftrag konkret zu werden begann, der ihn in die Nähe jener Gegenden und Landstriche führen sollte, von denen Alma Tag und Nacht sprach, hörte er sich ihre Vorschläge bis zum Ende an. Hielt er das Vorhaben, an den Ort der Kriegsgefangenschaft ihres Großvaters zu reisen, anfangs für die überspannte Schatzsuche eines Erwachsenen, wurde ihm nach und nach klar, wie ernst es Alma mit dieser Vergangenheit war. Seine eigenen Großeltern waren lange tot und hatten ihm kaum mehr als eine kleine Traurigkeit vererbt, die ihm genügte. Er hatte keine Fragen gestellt und wollte nichts wissen, und als sie starben, war er beinahe erleichtert gewesen, dass ihre Geschichten schließlich mit ihnen verschwunden waren. Als das Magazin, für das er arbeitete, ihm anbot, eine große Bilderstrecke über verfallene Bauwerke und Industrieruinen in den Ländern des Ostens zu photographieren, von der Ukraine bis nach Aserbaidschan, sagte er zu und dachte im Stillen, wenn er so weit fuhr, könne auch Almas Kasachstan nicht mehr allzu weit entfernt sein.

Alma bereitete sich vor. Sie versank in Geschichtsbüchern und Internetforen, wenn sie nicht arbeitete, mit Emil spielte oder im Wartezimmer eines Arztes oder Krankenhauses saß. Sie las unzählige Reise- und Fachzeitschriften, überflog Tausende Tagebucheinträge von Zeitzeugen, schnitt nachts am Kaffeetisch mit kalten Händen und einer großen Schere Artikel aus und sah sich jede Fernsehsendung, die den Zweiten Weltkrieg zum Thema hatte, an, mochte sie auch noch so spät laufen. Die Heimkehrerszenen, die sie aus Dokumentationen kannte, gingen ihr besonders zu Herzen. Die Angehörigen, die am Bahnsteig standen und abgegriffene Photographien junger Männer abwechselnd schützend vor die Brust und hoch in die Luft hielten. Frauen, die Neuankömmlinge aus Umarmungen rissen und am Kragen packten, um laut zu fragen, ob sie nicht ihr Kind gesehen hätten, ihren Johann, ihren Karl, ihren Franz. Jene, die immer und immer wieder an die Bahnhöfe kamen, nur um zu weinen, als hätten sie sonst keinen Ort dafür, einen Wiesenblumenstrauß aus Blauem Heinrich in der Hand. Manche der Heimkehrer hatten ein Stück von dem bei sich, was sie beinahe das Leben gekostet hätte, und trugen den Granatsplitter aus der Schulter und die Kugel aus der Brust an einer Schnur um den Hals. Sie war merkwürdig berührt von den überwältigten Gesichtern der Männer, die aus den Zügen stiegen, in eine wogende Menge von Menschen, die verzweifelt wünschten, dass man der war, den sie so lange vermissten oder schon verloren gegeben hatten. In jedem Fremden hofften sie den eigenen Sohn, Bruder, Mann zu erkennen, und sahen sie ihn nicht, wünschten sie, dass er doch nur so fremd geworden wäre, dass man ihn hätte übersehen können. Und tatsächlich kamen viele der jungen Männer als alte wieder, waren ergraut wie die Eltern, Gestalten mit neuen Körpern und anderen Gesichtern, mit leeren Augen und leeren Ärmeln und leeren Hosenbeinen, an denen einem nur der Name vertraut erschien. In jeder Szene hielt Alma Ausschau nach dem seltenen Glück, einander wiederzufinden. Es zeigte sich stets an der Langsamkeit, an der Zögerlichkeit, die die Menschen erfasste, am kurzen Unglauben, dass einem etwas so Schönes widerfuhr.

In der Nacht studierte sie mit gebeugtem Kopf die Karten und die Länder, die sie durchqueren würden. Die Strecke verlief in einem großen Bogen, begann vor der Haustür und endete in Kasachstan. Sie würden über Ungarn fahren, in jenen Teil der Ukraine, der von den bewaffneten Auseinandersetzungen verschont war, durch Rumänien, Bulgarien in der Türkei Europa hinter sich lassen und sich durch Georgien und Aserbaidschan gen Zentralasien durchschlagen. In jedem Land sollte Friedrich Aufnahmen machen von außergewöhnlichen Gebäuden, die verlassen in der Landschaft überdauerten, mit seiner Kamera eine Geschichte ihres Verfalls erzählen, Hochglanzbilder machen von Orten, die nicht mehr vom Menschen, aber nur von der Zeit bewohnt waren. Wenn die Arbeit beendet wäre, könnten sie weiterreisen nach Kasachstan. Alma störte der riesige Umweg zum Kriegsgefangenenlager, in dem der

Großvater Jahre verbracht hatte, nicht, sie wusste, dass es, wenn man der Vergangenheit hinterherreiste, keine schnurgeraden Straßen gab, und erst die Abschweifungen, Zufälle und Gegenrichtungen die Wahrscheinlichkeit erhöhten, schlussendlich ans Ziel zu gelangen. Friedrich würde Ruinen suchen und Alma den Großvater. Der Krieg war überall gewesen, sie konnten ihn nicht verfehlen.

Sie planten die Reise lange, spätnachts, wenn Emil schlief und sie schon so müde waren, dass sie sich die Entfernungen, über die sie sprachen, nicht recht vorstellen konnten. Sie tranken dabei, um nicht zu streiten, sie stritten dennoch und tranken weiter, Rotwein und Wacholderschnaps, je nach Stunde, je nach Tag. Nichts schien Alma, die den ganzen Tag mit dem Kind zu Hause war, unwahrscheinlicher, als weit wegzufahren, an Orte, deren Namen sie kaum aussprechen konnte und die als kleine Punkte auf den Karten verzeichnet waren. Dass eine Stadt oder auch nur ein Dorf Platz haben sollte unter einem so winzigen Zeichen mutete absurd an. Dass ein Bildschirm in der Lage war, so etwas Unmäßiges wie die Welt abzubilden, geradezu aberwitzig. Die wenigsten ihrer Verwandten und Freunde verstanden Sinn und Notwendigkeit dieser Reise, und einige verstanden auch das Fortgehen an sich nicht, denn wieso ging man, wenn man auch bleiben konnte, hatte der Nachbar aus dem unteren Stockwerk gefragt, als sie irgendwann endlich losfuhren in ihrem alten Auto, und den Kopf geschüttelt, ohne die Antwort abzuwarten.

IX

Es gab beinahe so viele Kirchen wie Häuser in Galizien, schien ihnen, und Emil zählte auf der Rückbank des Wagens die Türme zu einer immer größer werdenden Zahl zusammen. Gott war jedermanns Nachbar und das Land noch karg vom Winter, braun und feucht. Eine kleine weiße Sonne stand am Himmel. Eine Kälte von weit her lag über den Feldern. Sie fuhren durch ärmliche Gegenden, in denen niemand viel hatte, aber in jedem Garten eine Muttergottes zwischen Bohnenstangen und Brennholzstapeln im Erdreich stand und stumm über die Wiesen sah. Schutzmantelmadonnen und feierliche Marien lehnten an den Zäunen und Schuppen, wohin man auch kam, und einmal beobachteten sie in der hereinbrechenden Dunkelheit eine Frauenfigur im blauen Umhang, die im Wind kaum merklich durch die Luft schwang, am Ast eines Apfelbaumes hängend.

Es war ein kalter Frühling. Die Wälder wurden so schwarz in der Nacht, dass man nicht einen Stamm, nicht ein Blatt sah, aber ein unteilbares Ganzes, das an den Scheiben links und rechts vorüberzog. Erst das Dämmerlicht machte die Welt sichtbar neben den Straßenrändern. Langsam wurde man wach in immer neuen Landschaften, deren Anfang man versäumt hatte und an deren Übergang in die nächste man vielleicht schon wieder schlief. Die Welt fuhr herum um einen in der Unschärfe des flachen Schlafs, und blieb man stehen, war sie neu, ausgewechselt, von sich selbst bekehrt. Alma und Friedrich sahen weder auf die Uhr noch in den Kalender. Das Licht war die Maßeinheit dieses Reisens, ein Tag nach dem anderen verging zwischen den beiden Dunkelheiten morgens und abends, und manchmal blieben sie erst weit nach Mitternacht stehen.

Die drei schliefen Nacht für Nacht dicht aneinandergedrängt im Auto, unter mehreren Decken, auf der zu einer Liegefläche umgeklappten Rückbank, das Kind in der Mitte, ein alter Orientteppich aus dem Erbe der Großmutter als Unterlage, mit rauen, kurzen Haaren, die über die Arme kratzten, wenn man sich nachts umdrehte. Am Rückspiegel hing der Beutel mit den Toilettenartikeln, und die Zahnbürsten lagen in einer Ablage hinter dem Lenkrad. In der Früh zog Alma die in die angelaufenen Scheiben geklemmten Hemden und Pullover auseinander wie einen Vorhang und schaute hinaus. Es gab nichts als körnigen Schlaf in den Augen und ein fremdes Land. Die Nächte verbrachten sie in menschenleeren Gegenden, weit weg von den Städten und Dörfern, suchten am Ende eines jeden Tages einen von der Straße uneinsehbaren Platz, abgeschottet in die eine, weit offen in die andere Richtung. Die Morgen waren immer kalt. Sie vertraten sich die Beine auf den vereisten Stoppelfeldern und den gefrorenen Wiesen, liefen ein paar Meter auf der verhärteten Erde umher und machten den Rücken gerade. Es gab Gänsehaut und Zitronenzuckerln zum Aufwachen, die am Gaumen klebten. Die Haut wurde rau und rot im schneidend kalten Frühwind, schuppte sich im Gesicht, so dass man sich später kleine Fetzen von den Schläfen abziehen und aus dem heruntergekurbelten Fenster werfen konnte. Der Atem stand als Hauch. Jeden Morgen, während der Kaffee und die Eier auf dem Gaskocher heiß wurden, sah Alma ihrem Mann zu, wie er mit in den Manteltaschen verborgenen Händen am Wagen lehnte und Rauchringe in die Luft blies, und Emil zog die Wangen ein und versuchte, es ihm mit seinem warmen Kinderatem gleichzutun.

Die ukrainischen Straßen waren schlecht und so voller Schlaglöcher, dass die Menschen sagten, wer geradeaus fuhr, sei betrunken. Ein unwegsames Land mit langen Reihen schief stehender Strommasten und hölzernen Kirchen und Wäldern, die die Gegenwart durchlässig für die Vergangenheit machten. Die hin und wieder angebrachten Gedenktafeln verwandelten sich im Kopf zu Gedanken, und die Gedanken an das Geschehene schoben sich in die Bilder der gegenwärtigen Wirklichkeit, als hätte die Zeit einen Riss in der Welt hinterlassen. Bei jedem Wald, den sie durchquerten, dachte Alma an jenen von Bronitza. Sah Tausende Menschen, sah sie zwischen den Bäumen stehen mit Koffern in den Händen, zwischen den dürren Stämmen, die sich im Wind bogen, als wären sie nur hochgewachsene Gräser. Erzählte sie Friedrich davon, vom Erdboden voll der sterblichen Überreste von Frauen, Männern und Kindern, hörte er mehr tadelnd als interessiert zu, als fände er es unschicklich, sich dieserart die schrecklichen Dinge vorzustellen und die Vergangenheit zurückzurufen. Hielten sie an Gedenkstätten, studierte er mit Emil an der Hand die Schilder und Tafeln, während Alma stets misstrauisch prüfte, ob man nicht am Gras und an den Bäumen die Geschichte ablesen könnte. Oft waren es stille, abgelegene Plätze, schön, wüsste man nichts über sie. Dann war Alma sich nicht sicher, ob man es ihnen übelnehmen oder ob man ihnen dankbar sein sollte dafür, dass man ihre Vergangenheit übersehen konnte und sie keine offensichtlichen Speicher der alten Dinge waren. Denn Wissen und Bild waren nur im inneren Auge ineinander verblendet, es las die Landschaftsbiographie und ihre geologischen Überschreibungen, den Staub, die Knochen und die Schatten und die Patronen mit.

Alma fiel wieder ein, wie sie als Jugendliche mit ihrer Schulklasse Auschwitz besucht hatte, an einem nassen Wintertag, an dem alles zu viel und zu wenig gleichzeitig gewesen war, sich Busladungen von Menschen unter Regenschirmen um einen herumdrängten und all den Platz einnahmen, den man wenigstens für den Versuch, sich auszusetzen, zu sehen, zu verstehen, gebraucht hätte. Sie erinnerte sich an Kaugummigeruch und die nervöse Langeweile der Mitschüler. An die schönen Wäldchen am Gelände. An ihren diffusen, kindlichen Unglauben, dass diese stolzen Bäume still gestanden waren, dass sie nicht ihre Wurzeln aus der Erde gerissen hatten und losmarschiert waren zur Rettung, dass die Naturgesetze nicht außer Kraft gesetzt worden waren, nicht kapituliert hatten vor so viel Leid und Angst, dass die Natur nur Schau- nie Richtplatz ist.

Auf ihrem Weg trafen sie auf verlassene Bauernhäuser, aufgelassene Tankstellen und aufgegebene Dörfer. Halb eingestürzte Kirchen, in denen Singvögel auf den morschen

Bänken nisteten, kleine Gotteshäuser, durchzogen von leisen Liedern und unsichtbaren Flugbahnen, ohne Kreuz, ohne Gott. Industriekathedralen, kühl und still, voll mit verschwommenem Licht. Sie streiften durch stillgelegte Fabrikhallen, in denen Bäume aus dem Boden wuchsen, höher als sie selbst. Kletterten auf tonnenschwere Geräte und saßen in riesigen rostigen Spulen, standen vor eigenartigen Maschinen, deren Zweck man nicht erraten konnte, drückten hier einen Knopf und drehten dort an einem Rad, hielten den Atem an und fanden es angenehm, wenn nichts geschah. Sie standen klein in den niedergegangenen, monströsen Industriebauten, so groß, als litten sie an Riesenwuchs, und sahen durch Fenster ohne Glas und Löcher in den Mauern in die Ferne. Emil streifte mit unter der Kapuze gesenktem Kopf herum, klaubte, als würde er an einem Strand Muscheln sammeln, altes Werkzeug vom Boden auf und kam jedes Mal aufs Neue stolz mit zerkratzten Händen voller Zahnräder, Drahtschlaufen und Schraubenmuttern auf sie zugelaufen.

Es gab mondäne Überheblichkeit und mondäne Bescheidenheit, karge, stumme und übervolle Landschaften, und oft schienen ihnen nicht nur die Orte verlassen, aber auch die Menschen am Straßenrand, an denen man vorüberfuhr. Manche wirkten verfallen wie Häuser. Wie die Alten, die in Decken gehüllt auf Plastikstühlen vor ihren Häusern saßen, im Wind, die trockenen Hände im Schoß, als trauten sie sich nicht, in ihren Zimmerchen zu bleiben, damit die Welt sie nicht ganz vergesse. Jeder Katze und jedem Auto schauten sie mit dem gleichen Blick hinterher, und wenn man ihnen winkte, nickten sie mit leuchtenden

Augen. Sah man sie so, schien einem, der Wind fahre durch sie hindurch, als hätten sie Risse, fange sich in ihrem zusammengekauerten Körper und lege ihnen einen singenden Ton in den geöffneten Mund, als bliese er über eine leere Flasche. Und Alma stellte sich vor, wie das Wetter und die Jahreszeiten über sie, die Winterharten und die Sommerharten, hinwegzogen im Zeitraffer, wie Blumen an ihnen emporrankten und ihnen Früchte vor die Augen wuchsen, wie sie saßen im Blätterregen und im Schneefall, immer auf ihrem Plastikstuhl und immer mitten auf der Welt.

Sie blieben stehen in Drohobytsch, einer ehemalige Salzstadt mit hölzernen Kirchen und aufgerissenen Gassen, der ersten Stadt, in der sie länger Halt machten. Während Friedrich tagelang mit hochgezogenem Mantelkragen und einer Kamera durch die kalte Stadt wanderte und photographierte, was vom Salz und seiner Geschichte geblieben war, streunte sie mit Emil ziellos und neugierig durch die Straßen. Sie ließen sich von den Einzelheiten locken, gingen mal nach links, mal nach rechts und sahen hinauf zum Himmel, wenn ihnen die Häuserreihen zum Irrgarten zu werden drohten. Einmal winkte sie ein Mann, an dem sie einen Moment lang Züge des Großvaters zu erkennen meinte, in ein kleines Theater, in dessen Foyer zwischen samtroten Bänken und Vorhängen Aquarien mit weißen Fischen und trägen Schildkröten standen, in hohen Käfigen stumme Papageien und zwei halbkahle Kakadus saßen, die einander mit großem Ernst die Federn aus den Rümpfen zogen. Es war so kalt in den Räumen vor und hinter der Bühne, dass man den Atem vor dem Gesicht sah. Keine Vorstellung lief, alles war leer. Der Mann stand zwischen den Tieren und sagte kein Wort. Und Alma schaute mit schiefgelegtem Kopf wie die Vögel zu Hause auf den kleinen kalten Zoo und dachte nur: Es geht los.

Es war das erste Mal, dass Alma nicht zurückbleiben musste, wenn Friedrich für seine Reportagen photographierte, dass ihr die Entfernung nicht zustieß wie ein Unglück, aber sie die Distanz zum Zuhause selbst produzierte, mit jedem zurückgelegten Kilometer selbst herstellte. Sie war eigenartig fröhlich. Tag für Tag saß sie mit einem Notizbuch schwer wie die Bibel und einem Bleistift auf dem Beifahrersitz des Wagens und sah hinaus. Die Welt wurde weit und das Fremde konkret. Die Ferne wirkte auf das Denken, alles Große zerbrach ins Kleine, vermeintlich fest aneinandergefügte Einzelheiten splitterten auseinander, Erinnerungen und Sehnsüchte, Ideen und Menschen zerfielen in Details und ließen sich wie Mosaike neu zusammensetzen. Sie wühlte in den Bruchstücken wie in einem Kleiderhaufen, zog mal ein Gefühl, mal ein Hemd, mal einen Blick hervor, suchte den letzten Atemzug des Großvaters und das Kissengesicht der Großmutter darin. Was sie fand, sortierte sie neu. Die alten Gewohnheiten blieben aus, und der Reiz, Neues zu sehen, setzte ein. Die Augen wuchsen mit den Bildern. Sie fand Schönheit in den strengen Formen oder in ihren Fehlern und eine Hässlichkeit, die nie weit davon entfernt lag. Das Schauen wirkte im Kopf, so schien es Alma, die Gedanken klarten auf, wurden präzise und fielen in die ihnen angemessenen Wörter hinein wie in Schalen. In ihren besten Augenblicken machte die Fremde, in der man nur sich selbst verstand, die eigene Sprache genau und wesentlich, damit man später, wenn man heimkehrte, von dem Neuen, das man gesehen hatte, auch erzählen konnte.

Nach Tagen kamen sie auch durch jene abgeschiedenen ukrainischen Dörfer im Südwesten des Landes, die wie Sprachinseln in den Ausläufern der Waldkarpaten lagen, Kapseln mit alten, fremden Wörtern, an denen die Zeit vorübergegangen war. Vor Hunderten Jahren waren die Bewohner als Forst- und Salinenarbeiter gekommen und sprachen noch heute einen urtümlichen altösterreichischen Dialekt, gespickt mit ukrainischen und russischen Wörtern für all jene modernen Gegenstände und Erfindungen, die über die Jahre neu hinzugekommen waren und für die man in der alten Sprache keine Begriffe gehabt hatte. Die Nachkommen der Holz- und Salzsiedler klangen wie ein Echo aus fernen Zeiten, hörte man ihnen auf der Straße zu, so vertraut, dass Emil die Ohren spitzte und fragte, ob sie denn wieder zu Hause seien, und halb traurig, halb erleichtert war, als sie den bekannten Klang wieder zurückließen und im übernächsten Dorf alles wieder fremd und eckig aus den Mündern der Menschen herauskam.

Als sie auf ihrem Weg weiter nach Rumänien die Karpaten durchquerten, trafen sie noch einmal auf den schon zurückgelassen geglaubten Winter. Überall lag noch Schnee, den die Sonne mit jedem Tag zurückverwandelte. Es war ein einziges Rinnen und Rauschen, die Kälte zerfiel, der Schnee wurde zu einem lauten, allumfassenden Regen, der von den Bäumen und Dächern troff. Das Wasser fiel von jedem Haus, spritzte auf vom Boden oder von einem Geländer und traf einen in die Augen, wenn man nicht achtgab. Friedrich pfiff im Rhythmus der Tropfen. Mit jedem Meter, den sie zurücklegten, wurde es wärmer und südlicher. Sie hielten Ausschau nach verfallenen Bauten, fuhren viele Stunde, ohne anzuhalten, blieben nur einmal für einige Stunden auf einem Berg bei einem jungen Eremiten mit Fischerhut, den er Tag und Nacht trug, damit er ihn vor Sonne und Schatten beschützte, und der in einer Hütte wohnte, vor der eine alte Badewanne zwischen den Bäumen stand, in der er die Eier kühlte oder im Sommer nachts im Wasser lag und in die Dunkelheit hineinrauchte, wie er ihnen erzählte. Kriegsreliquien und Christusstatuen hingen an Schnüren von der Decke wie ein Mobile. Ein Soldatenhelm, vollgefüllt mit Kräutern, stand in einer Ecke. Als sie ihn fragten, warum er so allein und zurückgezogen lebe, sagte er, dass ihn die meisten Menschen schmerzten, ihre Nähe ihm wehtue, als käme er zu dicht an ein Feuer. Friedrich schaute hinab ins Tal, und Emil klatschte in die Hände, und der Applaus flog durch die Luft und kam vielfach wieder, ein Echo, ein Beifall, unsichtbar und jubelnd.

Ihre Welt bestand aus Städten und Landschaften und sich ständig wandelnden Formen, die einem in die Augen sanken. Es war genauso leicht, wehmütig zu werden wie glücklich. Manchmal stach ein Ort hervor, den man sich merkte. Nicht alles war fremd in der Fremde, aber jene Teile, die einen zu sehr an zu Hause erinnerten und die der Heimat ähnlich sahen, vergaß man in der Bilderflut sofort wieder. Sonst gab es nur die Straße. Sie lebten im Auto, es war ein fahrendes Haus, in dem man Tag und Nacht am Fenster saß, um hinauszusehen. Es liefen Neil Youngs Lieder oder alte Kinderkassetten, *Unknown Legend* und

Die Drei Fragezeichen kamen aus den Lautsprechern. Wurden sie überholt, drehten sie die Köpfe und sahen den anderen in die Scheiben hinein. Die Landkarten raschelten lärmig zu Almas Füßen. Sie knabberten an Walnusskernen, kleinen Hirnen, fett und bitter, oder winzigen Erdnüssen, denen Emil das feine Häutchen abzog und die er erst in den Mund steckte, wenn sie hell und nackt waren. Sie lutschten Zitronenbonbons und bliesen einander den süßen Atem ins Gesicht, als wäre er ein Südwind. In der Dunkelheit gab es nur noch die Straße im Halbkreis der schmutzigen Windschutzscheibe, die Schilder, die im Licht der Scheinwerfer weiß aufleuchteten, das Regelwerk der Linien und Markierungen, die die Augen in der Mitte hielten und den Blick voranzogen, als hingen die Pupillen an den Geraden wie an einem Haken. Alte Schlager aus dem Radio, hin und wieder ein Lied, das Alma von den Autofahrten aus Kindertagen wiederzuerkennen glaubte, jenen Rückbankstunden, wenn man mit den Eltern spät von einem Verwandtenbesuch nach Hause fuhr, in denen man sich zum somnambulen Nachtsound die große Liebe und wie sie wohl einmal sein würde, vorgestellt hatte. Die Straßenhunde lagen am Asphalt, als schliefen sie nur, bis man an den Bruchstellen der Körper in letzter Sekunde ihren Tod entdeckte.

Bei Tag war Rumänien weit. Am Horizont zogen Vogelschwärme dahin, fielen auf die satten Felder nieder und stiegen finster wieder darüber auf. In den Romadörfern liefen Kinderhorden neben dem Auto her oder standen eng beisammen am Straßenrand, schweigend und als habe man sie der Größe nach aufgereiht, damit sie ihnen dunkel entgegenstarrten. Knochig und unausgeschlafen standen sie da, mit gnadenlosem Kinderblick, Augenringe im Gesicht und Apfelringe in der Hand. Die Sonne brannte ihnen die erste Röte auf die Haut. Auf alten Rollschuhen fuhren sie über den löchrigen Asphalt, und jene, die barfuß liefen, schoben die anderen, dass sie mit ausgebreiteten Armen die Straße entlangschossen, berauscht von der Geschwindigkeit. Buben, kaum so alt wie Emil, saßen mit schmutzigen Knien und in dünngewaschenen Hosen am Boden und rauchten, und ein kleines Mädchen im Trägerkleid mit rotem Lippenstift auf dem Mund und einem Schnuller an der Schnur um den Hals stand mit durchgestrecktem Rücken abseits und sah an ihnen vorbei. An der flachen Stelle eines Flusslaufs standen alte Motorräder und Kinderwägen im Wasser, denen man mit löchrigen Handschuhen den Staub des Winters abrieb. Wenn Alma und Friedrich ausstiegen, rissen ihnen die Kinder die mitgebrachten Bonbons und Emil aus den Händen, gruben die Finger tief in die Plastiktüten und in seine Haut und liefen mit beidem davon. Und Emil rannte mit, ohne einmal zurückzuschauen, als wäre er nicht nur unempfindlich für Schmerz, aber auch für fremde Nähe, rannte sich die Fahrten und das lange Stillsitzen aus den Beinen und kam erst, als es dunkel wurde, mit einer Zigarette im Mundwinkel wieder.

An der Schwarzmeerküste kamen sie durch Hafenstädte, die im Rotlicht und im Morgenlicht leuchteten, kleine Las-Vegas-Kopien und Katalogreiseziele voll greller Spielhallen und Fischrestaurants für Familienurlauber, Sonnenschirmalleen und billigen Cocktailbars, in denen die Frauen, die tagsüber in Adidas-Trainingsjacken durch die Straßen spazierten, nachts als Go-go-Girls mit spitzen Brüsten und campariroten Lippen auf die Fremden warteten. In Bulgarien fuhren sie abwechselnd durch Plattenbausiedlungen, durch Ebenen voller singender Vögel und durch weite Felder, auf denen alte Ackergeräte wie rostige Monster mit vielfachen Armen und Zähnen die Kinder erschreckten, wenn sie abends in der Dämmerung zwischen den Sonnenblumen und unter weit durchhängenden Stromleitungen nach Hause liefen. Einmal stießen sie auf einen Friedhof, der so weit in die Stadt hineingewachsen war, dass die Gräber schon zwischen den Häusern und den nachlässig gespannten Wäscheleinen lagen, übersät mit verblühtem Löwenzahn, dessen Samen im Wind in alle Richtungen über die Inschriften zerstob. Gottesgnadenkraut wucherte giftig über die Steine. Die Lilien, die auf den Gräbern blühten, sah man durch die offenen Fenster auch zu Sträußen gebunden auf den Esstischen stehen. Es gab den schweren Blumenduft der ersten Sommertage, das Surren und Flimmern der Insekten über den Trauerkränzen und alte Frauen auf ihren Balkonen, die Gemüse schälten, dabei auf den Friedhof hinuntersahen und manchmal die Hand hoben, als grüßten sie ihre Ehemänner im Boden. Der Wind, der durch den sonderbaren Ort fuhr, richtete alles in eine Richtung aus, das Haar, die Wäsche und das Gras, und auch die Grabsteine zeigten alle nach Osten. Alma mochte Friedhöfe, noch lieber als die heimischen die fremden Totenäcker, die nur Unbekannte bargen. Sie stellte sich die Körper als stillgelegte Instrumente eines Orchesters in einem großen Graben vor, jedes an seinem Platz, jedes verstummt. Früher hatte sie gedacht, es gebe nichts Verlässlicheres als die Toten, denn sie waren immer tot, und nichts Leiseres, aber seit die Großeltern gestorben und sie, Friedrich und Emil aufgebrochen waren, war sie sich nicht mehr sicher, ob es stimmte. Denn die beiden lebten mit ihr wie die Toten zwischen den Häusern mit ihren Bewohnern, suchten sie heim, nicht als Gespenster unter weißen Bettlaken, nicht als Alptraum, aber in Gedanken, als unsichtbare Wiedergänger, metaphysische Aufhocker, die ihr mit ihren Schicksalen im Hirn und im Nacken saßen. Sie riefen aus dem Totenreich, sie lärmten in Alma und waren überall und nirgends, wehten durch den leeren Raum, vagabundierende intergalaktische Partikel. Almas Reise war auch ihre große Fahrt. Stell dir vor, rief die Großmutter in den grell beleuchteten Städten, stell dir vor, schwieg der Großvater in den weiten Landschaften. Sie lärmten, aber sie hörten nicht, ließen kein bisschen mit sich reden. Alma dachte an die alten Bräuche im westafrikanischen Königreich Dahomey, wo es bei Hof üblich gewesen war, Botschaften ins Ahnenreich zu schicken, indem man sie Gefangenen ins Ohr flüsterte, denen man dann den Kopf abschlug, damit sie sie den Toten überbrachten, und sie fragte sich, ob das wirklich der einzig mögliche Gesprächsweg war.

Auch die Ruinen für Friedrichs Reportage gingen ihnen nicht aus, darauf, dass etwas gerade in sich zusammenstürzte, konnte man sich überall verlassen. Auf der Spitze des Chadschi Dimitar stand der König der Verfallenden, ein Ufo aus Beton, errichtet zu Ehren der sozialistischen Bewegung, vor dem ein Fuchs in der Morgendämmerung auf der Wiese jagte. Friedrich photographierte das graue außerirdische Gebäude, von dessen Toren man weit über das bulgarische Balkangebirge sah, von allen Seiten. Es wirkte monumental, eigenartig und fremd. Die Regierung hatte es sperren lassen aus Angst, es könnte einstürzen, seine Eingänge waren mit Eisengittern, Holzbrettern und Vorhängeschlössern verbarrikadiert und verschlossen worden, seine Fluchtwege mit Schutt verstopft wie eine Flasche mit einem Korken. Durch einen Schacht im Boden stiegen sie an einem Seil ins Dunkle hinunter, Emil auf Friedrichs Schultern, und folgten den Gängen des Kellerlabyrinths gebückt, bis sie ein Treppenaufgang den Kopf heben ließ. Sie staunten schon mit dem ersten Licht, denn wer im runden, größenwahnsinnigen Herzen des Baus stand, befand sich in einer heruntergekommenen Arena. Sonnenstrahlen brachen wirr durch das löchrige Dach und wanderten als Lichtpunkte durch den Raum. An den Seitenwänden fielen alten Herren kleine Steine aus ihren Mosaikgesichtern und gingen mit einem hellen Klick zu Boden. Hammer und Sichel überdachten den Schauplatz. Ratten saßen stumm in den Ecken. Es war ein weltlicher Dom, die desolate Kathedrale des bulgarischen Kommunismus, in der einst Politiker in dunklen Anzügen aufeinandergetroffen waren und nur vom Siegen gesprochen hatten. Winzig klein fühlte man sich in ihrer Mitte und war eigenartig zufrieden mit ihrem Ruin.

Es ging immer weiter und weiter. Nach Wochen verschmolzen die Länder und die Zeit. In der Türkei befiel die kleine Reisegruppe eine neue Unruhe. Eine fahrige Nervosität ergriff Emil, ließ ihn stundenlang jammern und sich die Unterarme blutig kratzen, er zog sich mit den Fingernägeln dicke Streifen in die Haut, als wäre es eine Beschäftigung, wie er ansonsten mit dem Gameboy spielte. Sie hetzten durch die Orte mit ihren Raketentürmchen, mit den bleistiftdünnen Minaretten entlang der Straßen, und Friedrich wollte kaum je anhalten, so ungeduldig war er. Sie fuhren durch das kalte anatolische Hochland, die Wolken knapp über dem Kopf, und zwangen sie die schlechten Straßen zu Schritttempo oder blieben sie stehen, sprangen in entlegenen Gegenden bärengroße, semmelhelle Hunde, Banden von vier oder fünf Tieren, auf die Motorhaube, als riefen sie zum großen Angriff, so dass sie den Wagen nur mit dicken Stöcken verließen, musste sich jemand erleichtern. Blumenwiesen und Müllhalden flossen ineinander, erleuchtet von kleinen Feuern glosenden und schmelzenden Plastiks. Es war eine gigantische Landschaft, deren Weite sie in jene Demut stieß, in die man sich bei großer Abwesenheit zurückzieht. An einer einsamen Kreuzung, weit entfernt von jeder Stadt, trafen sie auf eine Menschenprozession, die sich auf der Straße versammelt hatte mit gesenkten Köpfen und erhobenen Händen, Frauen und Männer unter einem großen Himmel, als habe es sie aus dem Nichts auf die Fahrbahn gespült. Die Masse wogte in hymnischer Trauer. Blumen und Kerzen lagen im Schotter, und ein Kind kniete auf allen vieren über dem Bild seines toten Freundes, Bruders oder Cousins und schrie überlaut und gellend, immer und immer wieder, in der größten Verzweiflung, die Alma je gesehen hatte. Es war der elektrisierende, pupillenweitende Ton eines andauernden Zerbrechens, eines Schmerzes, der sich noch auf den Fremdesten übertrug. Während Friedrich den Wagen Zentimeter für Zentimeter durch die Menge lenkte, sah Emil hochaufmerksam aus dem Fenster, das Gesicht an die Scheibe gepresst, den Mund geöffnet, als wolle er das Geräusch empfangen, einfangen, in sich aufnehmen. Wie merkwürdig es war, dass Kinder tote Kinder kannten, dachte Alma, dass Kinder tote Kinderfreunde hatten, sie schon Hand in Hand gingen mit etwas so Großem wie dem letzten Verschwinden und es nicht aufsparen konnten für später. Sie erinnerte sich, wie die Großmutter erzählt hatte, von den Buben und Mädchen im Krieg, die am einen Tag noch miteinander in den Treppenhäusern leise die Murmeln rollten, und am nächsten war einer der Spielkameraden schon nicht mehr da, war ein Verschwundener, ein Gespenst in kurzen Hosen, dem ein Haus auf den Kopf gefallen war. Und es wurde ihr kalt bei diesen Gedanken, und sie sah ein Kind vor sich, das alleine stirbt, eines, das an den Tod denkt, eines, das der Tod nicht vergisst.

Jeden Abend zeichnete Alma die Szenen des Tages, malte eine Ebene mit ein paar Strichen und manchmal nur eine Linie für den Horizont, aber jenseits der georgischen Grenze warteten wieder die Berge. Das Reisen war ein Auf und ein Ab, eine Achterbahn der Höhenmeter und der Temperaturen, die einen die Ungleichmäßigkeit der Erdkugel in allen Knochen spüren ließ. Der Große Kaukasus. Das Gefängnis des Prometheus. Diese Berge. Man verwechselte Höhe und Tiefe, Aufsteigen und Hinabfallen, wenn man in ihrer Mitte stand, und ihre Gipfel und ihre Täler rückten so nah heran, dass einen schwindelte. Es war ein Meer aus Fels, eine erstarrte Flut aus Stein- und Schneelawinen, so gewaltig, dass man sich unvermittelt ertrinken sah, schaute man länger in das vereiste Geröll. Die Wolken hingen so tief, dass Emils Gesicht in ihnen verschwand, wenn Friedrich ihn mit ausgestreckten Armen in die Höhe über den eigenen Kopf hob. Sie schauten dieser Bergwelt durch die Autofenster hinterher, drehten sich immer aufs Neue nach ihr um, als sie nach langer Fahrt endlich wieder Rast machten, mitten im Nirgendwo, das Kreuz steif, die Knie schon schmerzend vom Stillhalten, mal hier und mal dort. Stets sprang Emil als Erster aus dem Wagen, ohne Jacke, ohne Schal, manchmal ohne Schuhe, rannte los, bevor er auch nur einen ruhigen Schritt gemacht hatte, pinkelte Bilder in den Schnee und lutschte an großen Eiszapfen, die er mit der bloßen Hand hielt, bis seine Finger rot und blau wurden. Einmal entdeckten sie ein verlassenes Hotel in der eisigen Landschaft. Der alte Gasthof lag an der Georgischen Heerstraße – wer weiterfuhr, sah bald nach Russland. Und schon sah Alma den Großvater in zu groß geschnittenen Soldatenstiefeln und mit Heimaterde in den Manteltaschen den Military Highway entlangwandern, dem russischen Winter entgegen. Schon hätte sie ihn beinahe nicht erkannt, wie er ihr als junger, fremder Mann erschien. Schon bog er um die Ecke. Schon war er wieder verschwunden. Schon lief sie taumelnd dem Kind hinterher, das vor dem riesigen Haus stand und mit in den Nacken gelegtem Kopf an ihm hochschaute. Der Wind schien das hölzerne Eingangstor geschlossen zu halten, und selbst wenn man sich mit seinem ganzen Gewicht daran lehnte, war es, als stemmte sich gerade in diesem Augenblick eine Böe von der anderen Seite dagegen. Erst in einem stillen Moment sprang sie auf. Im Inneren konnte man die Tapeten mit den Fingern von den Wänden abziehen, die Feuchtigkeit schälte sie von den Mauern. Sie liefen Hand in Hand durch die Gänge, die Stockwerke hinauf und hinunter. In beinahe jedem der sechzig Zimmer hatten die Papierbahnen, die im Luftzug raschelten, eine andere Farbe. Wenn sie den Mund aufrissen, zog es zwischen den Zähnen. Emil juchzte. Im Inneren dieses Hotels wohnte der Wind, der durch die langen Korridore fuhr und durch die leeren Fensterrahmen fiel wie Licht, ein Wind, den keine Tür aussperrte, der das Haus aufblies und es noch größer machte, als es war. Die Unbehaustheit war gefüllt mit Geräuschen – dem unaufhörlichen Auf- und Zuschlagen der Türen, dem Quietschen der Scharniere –, und in der Ferne gab es das kalte Panorama der Gletscher. Auf dem Boden im Erdgeschoss lag Stroh. Das Haus war lange schon ein Hotel der Tiere geworden, eine Herberge aus Wind, wenn man die Augen schloss, sah man vor sich, wie die Kühe sommers auf den hellblauen Badezimmerfliesen und unter den halb heruntergekommenen Stuckdecken standen, zwischen wehenden Tapeten, jedes Tier in seinem eigenen Fremdenzimmer. Nur die oberen Stockwerke blieben stets leer, weil das Vieh keine Stiegen steigen konnte. Draußen, im Schutz der geöffneten Autotüren, erwärmte Friedrich Dosensuppen auf dem Gaskocher und starrte, eine Zigarette im Mund, durch die aufsteigenden Rauchringe, als wären sie ein Fernglas, in die Kälte.

Die Verwirrung nahm kein Ende, wenn man reiste, jeden Tag bot die Welt einem etwas an, das nicht zum vorangegangenen zu passen schien. Waren die Berge eisig und rauschend, gab es in den georgischen Ebenen Hitze und die ersten Geräusche des Sommers und von der Wärme schillernde Blicke an den Straßenrändern. Auf den Blumenmärkten die verschlossenen Gesichter der Frauen zwischen den weitgeöffneten Blütentrichtern der Lilien. Die Bäume waren groß wie Türme, und die Akazien blühten süß, die weißen Dolden wie ein Regen. Der Himmel war eine rauchblaue Kathedrale. In die Fassaden schäbiger Villen eingemauerte Statuen trugen schwer am ganzen Haus, hielten riesige Bögen und Tore, stützten den Stein mit gebeugtem Rücken. Da waren kleine Hochhäuser und große Plattenbauten, schmiedeeiserne Geländer und hölzerne Veranden, Prachtgärten hinter bröckelnden Mauern und winzig kleine, private Weingärten im landschaftsweichen Kachetien. Schicke Anwesen und Gebäude, in denen ein ganzes Stockwerk ausgebrannt war, mit schwarzen Fensterlöchern, eingerahmt von bunten Balkonen, von denen die Wäscheleinen zum nächsten Strommast gespannt waren. Die Hemdärmel winkten im Wind, die Hosenbeine stiegen in die Luft.

Friedrich hatte alle Hände voll zu tun, die verfallenen Häuser und Orte zu photographieren, und irgendwann hatte seine Leidenschaft für das Desolate und das Verschwindende auch Alma und Emil angesteckt, und sie begannen seine Liebe zu den unrettbar verlorenen Dingen, ihrem Rost, dem Wind, dem weltverlorenen Sound, der durch sie hindurchzog, zu teilen. In der Geisterstadt eines verlassenen Fabrikgeländes fanden sie, was jedes Kind einmal im Leben finden will: eine lebensgroße hellblaue Lokomotive im hohen Gras. Sie entdeckten eine Brücke über einen Fluss, die in seiner Mitte endete, und stießen am Rande eines brachliegenden Feldes auf ein verfallenes

Hospital. Es war ein löchriges Haus, gerüsthaft, ausgedünnt, durchlässig, ein Schauobjekt der Abwesenheit. Eine hippokratische Ruine, eine fehlfarbene Welt, ein Ort, der es Alma leicht machte, nicht an Rettung zu glauben und daran, dass selbst die einmal Geretteten nicht gerettet bleiben. Man hatte dem Sanatorium nicht nur die Fenster und Türen, aber auch die Fenster- und Türstöcke ausgebaut, so dass man es durch jede Öffnung betreten konnte. Es gab keine Hindernisse, keine Bodenschwellen, die Trennung zwischen Innen und Außen schien beinahe aufgehoben. Ein plötzlich niedergehendes Gewitter hielt beide Seiten finster. Hinter dem Gebäude stand im hohen Gras ein Kalb an einen Baum gebunden, starr wie eine Statue. Trotz des Regens waren die dunklen Wolken voller Vögel. Ein Stapel alter Patientenakten war umgefallen, und die letzten Blätter Papier waren bis auf die Wiese hinausgerutscht. Alles, was man je ins Mauerwerk eingelassen hatte, war herausgerissen und verschwunden, Staub bröselte aus den Löchern, und Insekten marschierten in den leeren Schlitzen, in die man einmal die Kupferleitungen gelegt hatte, durch die Wände. Den Treppen, die die Geschosse verbanden, fehlten die Stufen. Wenn man im Dunkeln einen Korridor entlangging, musste man achtgeben, nicht in einen der leeren Liftschächte zu stürzen. Die Fliesen der Operationssäle waren in Teilen abgeschlagen. Ein Wespenkrug, groß wie ein chinesischer Lampion, hing an der Decke, eine riesenhafte Laterne mit lärmenden Insekten im Bauch. Leere Spritzen und zersprungene Reagenzgläser und aufgeplatzte Pillenpackungen und helle Tabletten wie winzige Hagelkörner bedeckten den Boden, dass es unter jedem Schritt knirschte. In den Krankenzimmern lagen leere

Vogelnester und leere Nierentassen nebeneinander. Draußen schimpften die Amseln in den Ästen im Regen, und das Kalb schrie im Wetterleuchten, und eine Beklemmung ergriff die drei, dass sie schließlich aus dem skelettösen Krankenhaus stürzten, als wäre ihnen etwas auf den Fersen.

In den Grenzgebieten fuchtelten die Georgier mit blankpolierten Pistolen herum, hielten die Waffe in der einen, die Zigarette in der anderen Hand. Sie sahen eine Frau, die mit dem Küchenmesser in der Hand Motorrad fuhr, und einen Buben, der mit einem Fahrradschlauch Hula-hoop tanzte. Auf den Straßen standen Männer mit Schrotgewehren vor den Fleischständen, um den bettelnden Hunden hinterherzuschießen, und Kinder, die an Blumen kauten und sich den Mund an den Schwefelköpfen der Zündhölzer bitter lutschten. In manchen Gärten lagen Schlangen neben den aufgerollten Gartenschläuchen, als wären sie dasselbe. Am Grenzübergang nach Aserbaidschan reichte Friedrich den Beamten ihre Reisedokumente, und mit einem Blick auf die österreichischen Pässe sagte der eine halb streng, halb erfreut und mit kennerhaftem Nicken: Mozart. Der Weg zum Kaspischen Meer war karg und öd, nur manchmal standen junge Männer am Straßenrand und hielten lebendige weiße Kaninchen an den Ohren in die Höhe, zum Verkauf, als hätten sie die Tiere gerade aus einem Zylinder gezogen. Es gab riesige abgeblühte Distelfelder, und vereinzelt standen kleine Schlachthütten in der Gegend, mit Lämmern, die gehäutet und kopfüber aufgehängt von den niedrigen überdachten Verschlägen im Wind baumelten, in Leintücher und Bettlaken gehüllt, dass die Fliegen nicht auf ihnen saßen. Straßenhunde umlagerten die Buden und keuchten und seufzten im Sonnenlicht. Ein toter Schäferhund mit überstrecktem Kopf und ohne Unterleib lag auf der Straße. Menschen spazierten langsam die Autobahn entlang, manchmal gingen sie auch mitten auf der Fahrbahn oder lehnten rauchend an den Leitplanken neben den vorbeirasenden Wagen. Die Ölfelder zogen sandig und einsam an ihnen vorüber, und Emil sah in jeder Pumpe ein metallenes Tier, stählerne Vögel, mit an Seilen gezogenen Schnäbeln, die in die Erde hackten und mit jedem Stoß in den staubigen Boden pickten. Die schiefen Strommasten warfen nähnadeldünne Schatten auf die Erde. Im Süden wurde das Land plan und heiß, voller Schafherden, die sich über die Weite gossen, und alten Autos an den Seiten der Fahrbahn, auf deren Kofferräumen Kisten voller Erdbeeren leuchteten. Sie kamen vorbei an Schlammvulkanen, grauen Methan-Kratern, in denen die Erde flüssig blubberte, in unregelmäßigen Abständen aus ihnen herausbrach und sich selbst ausspuckte. Hineinspringen wollte man in diese weichen Seen, um zu sehen, wie weit sie einen ins Innere hinabziehen würden. Emil stand vor ihnen, die Augen in die Tiefe gerichtet, wie er auch auf dem Zehnmeterturm stand. Sie passierten einen brennenden Berg, ein uraltes, natürliches Erdgasfeuer, von dem Alma fand, es sähe aus, als hätte man ein Streichholz an den Kalksteinhügel gehalten und ihn in Brand gesteckt, denn die bloße Erde loderte, durchscheinend bei Tageslicht, feist in den Dämmerstunden und der Dunkelheit. Und sie mochte den Gedanken an ein Feuer, das man nicht hüten musste, aber das selbstgenügsam leuchtete, jahrein, jahraus, ohne einen Menschen, keinen, der sich an ihm freute oder es fürchtete.

Der Hafen von Alat schließlich war Beton und ein schmaler Grasstreifen, ein Industriegelände, auf dem man Gift gegen die Giftschlangen auslegte und die Lastwagenfahrer im Schatten ihrer Gefährte saßen und auf kleinen, aus der Karosserie ausklappbaren Tischen Tee zubereiteten. Bevor die Nacht einfiel, zog sich ein jeder zurück, suchte Schutz in der Ordnung seiner Gebete, dass man das Dunkel ertrage. Katzen hingen an einem von einer Stange baumelnden Fisch, die Krallen in seinen Kopf geschlagen, und fraßen ihm in der Luft schwingend das Fleisch und die Augen herunter. Das Meer war grau und grün und voller Möwenschreie, heiser in der Dämmerung und kitschig im Licht. Wer durch den Zoll fuhr, war im Niemandsland, war aus dem einen Land aus- und in das nächste noch nicht eingereist, konnte nicht vor und nicht zurück, musste für Tage auf ein Schiff warten, von dem keiner je wusste, wann es kam. Einer der Fahrer erzählte ihnen, dass die Reisenden einmal im Hafen für Wochen steckengeblieben waren und mit einem Projektor alte Filme an die Planen eines Lkws geworfen hatten, ein maritimes Autokino, türkische Actiongeschichten und Ingrid Bergman, *Here's looking at you, kid*, zwischen den Geräuschen der schweren Brandung und der schweren Maschinen.

Vier Tage warteten Alma, Friedrich und Emil auf die Fähre. Es war eine Erleichterung, an einem Ort zu sein, für kurze Zeit verschont zu bleiben vom Neuen, entbunden vom Schauen. Ihnen schien, als müssten sie sich erholen von der schieren Größe der Welt. Sich wieder zusammensammeln aus den Städten und Landschaften, die ihnen im Rücken lagen, und lösen von den gesehenen Dingen, als wäre mit jedem Blick ein winziger Teil ihrer selbst zurückgeblieben am Geschauten. Emil jagte zwischen den großen Reifen und rostigen Rampen umher, schloss Freundschaft mit den Fahrern, und während er den finstersten seine Narben zeigte mit aufgekrempelten Ärmeln und Hosenbeinen, taten sie es ihm gleich mit toten Schlangen, die sie mit ausgestreckten Armen auf Stöcken vor sich hertrugen. Wenn sie abends den Kinderkörper abtasteten, bemerkten sie keine Verletzungen, aber sein Wachsen, fühlten, wie sich ihr Sohn Tag für Tag der Welt entgegenzudehnen schien. Friedrich sortierte die Photos der verfallenen Orte und Gebäude. Alma zeichnete. Emil wurde groß in der großen Welt. Sie wuschen Wäsche in den Waschbecken der Containertoiletten am Rand des Parkplatzes. Sie bereiteten Gerichte von zu Hause auf dem Gaskocher zu, brieten Palatschinken nach dem Rezept der Großmutter und sahen zu, wie der Wind über die fertigen heißen Fladen fuhr und die Zuckerkörner davonblies, als wäre es Sand. Alma und Friedrich schauten einander überrascht an, als hätten sie sich lange nicht gesehen, als hätten die an den Scheiben vorüberziehenden Länder die Existenz des Gegenübers und der Liebe für eine Zeit überschrieben gehabt, als hätten sie einander bei so viel Welt vergessen. Still schliefen sie miteinander, wenn das Kind auf seinen Streifzügen oder in ein Spiel versunken war, die rauen Fasern des Teppichs im Rücken, zugedeckt mit Schlafsäcken, Pullover als Vorhänge in den Autofenstern und mit den kleinstmöglichen Bewegungen und zusammengepressten, feuchten Lippen, damit niemand sie hörte.

Das Schiff war ein eigentümlicher Mikrokosmos, eine schwimmende Galaxie grober Formen und schwerer Frachten. Groß und leise standen ihm die Container im Bauch, nur die Boxen mit den Pferden bewegten sich, wenn die nervösen Tiere mit ihren großen Köpfen und mit entblößten Zähnen gegeneinanderstießen. Die Gänge waren verwinkelt und schmutzig, die Kabinen klein und abgewetzt, die Decken auf den Pritschen so bleich, als habe man ihnen die Farbe mit den Jahren herausgeschlafen. Eiskaltes Wasser lief aus rostigen Rohren in gesprungene, eingedunkelte Duschtassen. Die Gepäckstücke der Fahrer standen in einem Unterdeck neben falschen Grünpflanzen. Koffer eingewickelt in Plastiksäcke, mit Garn zugebundene Reisetaschen, ein Weidenkorb, vollgestopft mit Hemden und Rasierapparaten und einer Zahnbürste obendrauf. Im kargen Speisesaal scherzten die vierschrötigen Köchinnen unter Kunststoffhäubchen und -schürzen mit allen hundert Männern, und für jeden einzelnen gab es ein erotisches Lachen und ein Stück Huhn, wenn er an der Reihe war. Draußen war die See flaschengrün oder grau und aufgewühlt. Stillgelegte Bohrinseln und korrodierende Plattformen auf Stelzen standen immer wieder im Wasser, ganze kleine knochige Industriestädte mit Bohrtürmen und ruinierten Wohnblocks, auf den Fundamenten gesunkener Schiffe gebaut. Es waren Seeungeheuer aus Stahl und Holz, vielbeinig, verlassen, melancholisch in den Fluten ausharrend und lange so geheim gehalten, dass sie selbst auf den digitalen Karten der Welt nicht verzeichnet waren. Wie ozeanische Fata Morganen wirkten sie, wenn sich das Auge an der leeren Linie des Horizonts entlangtastete und an ihnen hängenblieb wie an einem Nagel.

Alma starrte ins Meer und spürte, wie die Entfernung von zu Hause, zur Wohnsiedlung und zum leerstehenden Haus hinter den Thujenhecken wuchs und jene Geschichte des Großvaters, der sie hinterherreiste, näher und näher kam, in Metern und in Gedanken. Das Reisen war anders, als sie es sich vorgestellt hatte, die Fremde fremder, als sie sich eingebildet, und vertrauter, als sie zu wünschen gewagt hatte. Seit Friedrichs Recherchen beendet waren und er das letzte verfallene Haus fotografiert hatte, war die Fahrt ein Selbstzweck, ihre persönliche Zeitreise. Erst langsam löste sich die Figur des Großvaters aus den Eindrücken der letzten Monate heraus. Die Traurigkeit, die sie lange vergessen hatte, fiel ihr wieder ein, wie einem eine eingeschaltete Herdplatte einfällt, wenn man längst die Wohnung verlassen hat. Der Tod der beiden Alten kam einmal und noch einmal und noch einmal über sie, und es tat weh, als wäre es immer das erste Mal. Am Horizont lag Kasachstan, von dem die Großmutter stets gesagt hatte, sie habe sich immer das ganze Land als ein Gefängnis vorgestellt, als einen Staat aus Stacheldraht, Sturm und Gitterstäben, überdacht von keinem Himmel, bis sie es im Atlas nachschlug und über seine Weite erschrak. Und sie hatte hinzugefügt, dass es Tage gäbe und Nächte, in denen sie sich nicht sicher sei, ob sie den Großvater je hätte lieben können, hätte er nicht gebüßt an diesem rauen Ort und unter fremden Menschen, auch wenn sie nicht wusste, ob es genug gewesen war.

In Kasachstan verschwanden die Menschen, kaum waren sie in der Hafenstadt angekommen. Mit all den anderen rollten Alma und Friedrich und Emil aus dem Bauch des

Schiffes, verließen Aktau, und übrig blieben bald nur Landschaft und Staub und ein Horizont, den man erst zu ertragen lernen musste. Kein Blick kam je an. Nichts stellte sich dem Auge in den Weg, und umso leichter ließ man sich in die Irre führen. Der Himmel war so blau, dass man wünschte, man hätte ein Cyanometer, um seine Farben zu vermessen. Es war eine Weite, in der man sich verlieren und dann wiederfinden wollte, leer von Menschen und Göttern, voll von Sand und Stein, Wermut und Salzkraut und hohem Gras, ein Stück Erde, bei dem es einem schwerfiel, an sein Bewohntwerden zu glauben, ein Raum, so resonanzlos, dass man in all der Weite keinen Nachklang des Menschen fand. Nur manchmal erhoben sich ein Tafelberg oder ein Kreidecanyon aus leuchtend weißem Kalk, und meterhohe steinerne Kugeln lagen auf der Erde, wie von Riesen vergessenes Spielzeug, Murmeln aus Fels. Sonst gab es Land und Licht und Dunkelheit und kein Dach. Man lernte die Schutzlosigkeit. Man glaubte an die durch nichts erwiesene Freiheit. Man dachte an den Tod. In der Nacht war es kühl und der Himmel so voller Sterne, als müssten sie die ganze Welt erleuchten. Jeder Blick in dieser Steppe schien gleichzeitig einer nach vorn und einer zurück zu sein, so ununterscheidbar war das Land. Die Ebenen spiegelten, dass man immer wieder meinte, in der Ferne ein großes Wasser, einen riesigen See zu entdecken, und Emil mehr als einmal fragte, ob sie nicht schwimmen gehen könnten. Wenn man lange genug in die Weite schaute, erstand in der Hitze eine Urlandschaft, ein vergangenes Erdzeitalter, und man meinte, Dinosaurier neben den Kamelen und Pferden über den kargen, steinigen Boden wandeln zu sehen, immer die Erdkrümmung entlang. Skelette lagen auf dem durstigen Land, die Kadaver trockneten in den Boden hinein. An den wenigen Wasserstellen war die Oberfläche so unbewegt, dass es aussah, als würden die Tiere aus ihrem eigenen Spiegelbild saufen. Die Übermacht der Landschaft schluckte den Menschen. Das Land war gelb und grau, braun, ocker- und cognacfarben, schwarz, wo die Sonne es verbrannte, und grünlich, wo sie ihm ein paar Büsche am Schopf aus der Erde zog. Und dass es Schilder gab, die vor Kamelen warnten, aber keine, die auf Dinosaurier hinwiesen, wunderte Alma beinahe.

Auf den Märkten der wenigen Städte standen die Gemüseverkäuferinnen mit Sturmmasken, dunklen Brillen und hellen Handschuhen gegen die Sonne hinter ihren Ständen und dem zu symmetrischen Formen geschichteten Gemüse, den Pyramiden aus Zwiebeln und Tomaten, den Türmen aus Gurken, eingemummt in Stoff, mit rissigen Lippen und Sandkörnern zwischen den Wimpern. Die Kinder liefen den Plastiksäcken hinterher, die der Wind hochriss, als wären sie Drachen. Die Kleinen saßen in großen Haufen aus grünen Äpfeln, als wären sie im Ikea-Kinderparadies, und spielten mit den Früchten. Ein nomadisches Klingeln kam auf, mal hier und mal dort, um gleich wieder zu verstummen in den leeren Gassen. Nahe den Ortschaften, die teils Hunderte Kilometer voneinander entfernt lagen, patrouillierten altersschwache Polizeiautos auf den Straßen, und wie langsam Friedrich oder Alma auch fuhren, stets wurden sie angehalten. Sie verstanden kein Wort. Und auch ihr Schmiergeld wurde brüsk und empört mit Händen und Füßen zurückgewiesen. Es dauerte, bis sie begriffen, dass die Polizisten die Scheine nicht angreifen wollten, aber man sie ihnen durchs Fenster ins Auto fallen lassen musste, wo sie sie später wie zufällig finden würden. Sie verstanden, dass es sich nie um eine Bedrohung handelte, traf man in der dünn besiedelten Einöde doch auf einen Menschen, der laut schreiend auf einen zugelaufen kam, aber stets um besorgte Hilfsangebote, da niemand sich vorzustellen vermochte, dass sie freiwillig im Vakuum der Steppe saßen. Die Straßen waren leer und endlos, nur manches Mal sprangen Wüstenfüchse auf die Fahrbahn, um an einem toten Tier zu fressen. Alles widerrief sich mit der Zeit in dieser Umgebung, die Schönheit und die Schäbigkeit und jeden Morgen auch die Dunkelheit. Der Wind fuhr in Wellen durch das kniehohe Gras, das über den Reifenspuren und schmalen Pisten, über die man gerade noch gekommen war, zusammenschlug. Das Geräusch der hin- und herschaukelnden Wasserkanister im Kofferraum war eine kleine Brandung, die nur verebbte, wenn sie Halt machten. Sie duschten im Nirgendwo im Strahl der undichten Leitung einer alten Bewässerungsanlage inmitten einer in alle Richtungen davonstiebenden Kolonie Flughühner. Nackt und nur in Schuhen standen die drei lachend zwischen den aufgeschreckten Vögeln, und Emil lief den Tieren mit Schaum unter den Achseln hinterher. Morgens brieten sie Eier, abends kochten sie Eintöpfe. Sie schliefen dort, wo sie sich gerade befanden, fuhren, wenn die Dämmerung einsetzte, einfach von der Straße ab und blieben stehen.

Der Horizont war ein Kreis, und Orientierung unmöglich. Jeder Arm, den man hob, richtete sich an der Unendlichkeit aus und sank dann in den Staub oder ins hohe

Steppengras zurück. Die Pferde waren überall. In großen Herden standen sie neben der Straße oder am Horizont, versammelten sich um riesenhafte Betonröhren, die außerirdisch in der Steppe lagen, und stolzierten mit klappernden Hufen zwischen den Gebilden umher, über die der Wind fuhr, als wollte er noch den schwersten Gegenstand in die Luft heben. Die Tiere versteckten sich in den abseitigen, menschenfernen Nekropolen, die dem Land eigen waren, suchten Schutz in den Totenstädten vor den sandigen Böen, und die Fohlen sprangen übermütig zwischen den Grabstätten. Sie liefen in der Ferne oder lagen als Knochengäule im Staub. Alma mochte die Skelette, freute sich über jedes, das sie fanden, und auch Emil erkannte in ihnen eine Ähnlichkeit mit den Aufnahmen in seinem Kinderzimmer zu Hause, nur dass es hier keiner Röntgenstrahlen bedurfte, jene der Sonne genügten, sie schienen den Kadavern das Fleisch von den Knochen zu brennen. Emil beugte sich über die Gerippe wie ein alter Mann, die Arme hinter dem Rücken verschränkt, stellte sich stets so, dass er sie in seinem Schatten barg, als wollte er sie kurz wenigstens mit einer kleinen Dunkelheit beschützen. Es waren die ersten Knochen, die er sah, die nicht unter Haut verborgen waren. Er schaute sie sich gut an. Kalkweiß lagen sie im Sand, und er sagte Alma, dass sie ihn in den Augen blendeten. Rau und glatt, kleine Röhren und Platten, unregelmäßige Wirbel, und alles passte auf sonderbare Art und Weise zueinander. Wo ein Stück abgebrochen war oder ein Tier zu fest hineingebissen hatte, sah man das schwammartige Gewebe im Inneren, die winzigen Zwischenräume der Knochenbälkchen, als wären sie mit Luft gefüllt, so dass Emil sie fragte, warum die Skelette nicht fliegen könnten, wenn sie doch so leicht aussahen. Mal fanden sie ein vollständiges Pferdegerippe, mal war nur ein Teilstück erhalten. Die ganze Steppe war ein Knochenbaukasten, aus dem man sich magere Geister zusammenzimmern konnte, dürre, harte Geschöpfe mit den merkwürdigsten Formen, weißleuchtend, ein gespenstisches Wundervolk, wie gemacht für die leere Landschaft. Emil schleppte allerlei Rippen und Zähne und Wirbel und Hufe herbei, schob sie ineinander, kombinierte die gefundenen Relikte zu Fabelwesen, die so wild aussahen, dass er am Ende fürchtete, sie könnten sich vom Boden erheben und in der Dämmerung davonwandern mit ihren ungleichen Beinen und fehlgestellten Gliedmaßen, Knochenmaschinen und Wirbelroboter. Sie entdeckten zwei Pferdeschädel, nicht weit voneinander. Dem einen Tier waren Augenhöhlen und Jochbogen, dem anderen der Unterkiefer geblieben. Gemeinsam trugen sie die Knochen zusammen und verschränkten die Hälften, bauten ein Wesen, das nur den Tod gemeinsam hatte, und machten aus zwei Pferden eins. Den neuen Kopf stellten sie neben das abendliche Lagerfeuer, und er war so groß, dass Emil auf ihm sitzen konnte, als wäre er ein Hocker. Morgens hatten sie ihn schon so liebgewonnen, dass sie ihn nicht zurücklassen wollten, aber auf die Rückbank neben die Koffer räumten, als sie weiterfuhren.

X

Als sie sich endgültig ans Reisen gewöhnt hatten, kamen sie an. Die vielen Kilometer hatten sie das Ziel beinahe vergessen lassen, das Leben war mit so vielem Neuen gefüllt gewesen, dass Alma das Alte, das sie hatte aufbrechen lassen, aus den Augen verloren hatte. Sie waren gefahren und gefahren und gefahren, und plötzlich waren sie da. Sie kamen in einer Leere zum Halten, die sich kaum unterschied von jener, durch die sie die vorangegangenen Wochen gereist waren. Obwohl Alma es besser wusste, war sie überrascht, dass einen das Suchen nicht auch zum Finden berechtigte. Die Gesetzmäßigkeit von Erwartung und Enttäuschung ließ sie beinahe weinen. Immer wollte der Mensch an den Ort, den es nicht gab. Jener, an den Alma so viel und fast zwanghaft gedacht hatte, war verschwunden. Kaum etwas war geblieben, nur eine Tafel, halbverwischte Spuren am Boden, wo der Bewuchs schütter war, kahle Stellen, über die man mit dem Blick stolperte, aber da war nichts, aber auch gar nichts, was die Vergangenheit hinlänglich bezeugt hätte. Noch immer gab es keinen Baum, so weit man auch sah. Nur Sand, gelb und grau, und einen durch nichts gegliederten Horizont, Wermut und Salzkraut in den Boden geduckt, eine grenzenlose Einsamkeit in einer grenzenlosen Landschaft.

Der Wind brannte in den Augen, als führe er einem direkt in das Schwarz der Pupille hinein. Wie närrisch suchte Alma nach einem Anzeichen, dass der Großvater hier gelebt und überlebt hatte, dass der Ort wahr war, steigerte sich in eine hysterische Nervosität hinein, schabte mit ihren Fingernägeln in den Handflächen, grub sie in jene Linien, aus denen die Großmutter so gern ihr Schicksal herausgelesen hatte. Sie fand, was sie schon kannte, eine Abwesenheit. Sie fühlte, dass dem Menschen manches Mal nichts Schlimmeres passieren konnte, als ein Ziel zu erreichen. Was immer sie erwartet hatte, trat nicht ein. Der letzte Vorhang fiel nicht. Die Sehnsucht nach Eindeutigkeit, Klarheit, absurd wie alle Sehnsüchte, erfüllte sich nicht, es gab kein Zeichen, kein erlösendes Gefühl, kein Ende der Geschichte. Es war das erste Mal, dass sie einen Gott gebraucht hätte in der Leere, aber den hatte ihr, anders als all die Geschichten, die sie antrieben, niemand vermacht. Alma sah sich um. Das Lager war geschliffen worden, die Baracken, Wege und Zäune, die Schicksale und Jahre waren abgetragen, die Behausungen des kleinen und großen Schmerzes abgebaut und alle Einzelheiten sorgfältig vom Boden aufgeklaubt worden. Der Krieg war verschwunden. Wie überall sah man der Gegenwart ihre Vergangenheit nicht an. Es war, als würde die äußere Welt die innere Lügen strafen. Kurz zweifelte sie nicht nur an allen Geschichten, die sie in den letzten Jahren gesammelt, und all den Gedanken, die sie sich dazu gemacht hatte, aber auch an der Wirkung, die sie auf sie gehabt hatten. Sie hatte die Reise auf sich genommen, um das zu sehen, was der Großvater gesehen hatte, als könne man sich näherkommen, wenn man nur am gleichen Flecken Erde stand, und sie scheiterte, erst schulterzuckend und dann mit einem lauten Lachen.

Der Pferdekopf blickte aus dem Fenster des Wagens, tot und mit einer Ernsthaftigkeit, als trüge er einen Hut. In einiger Entfernung sah sie Friedrich und Emil durch den Sand wandern, sah den Stellvertreterschrei Friedrichs, seinen aufgerissenen Mund, als Emil etwas Scharfes vom Boden aufhob und sich daran schnitt, weit weg, Pantomime, ohne Ton, den der Wind in die gegenläufige Richtung vertrug. Weder Trost noch Absolution bot ihr der Ort an, aber für einen Augenblick vergaß sie die Bilder, die sie mit sich trug, vergaß den Großvater, den Salzesser, den Zuckerwerfer, den Soldaten, den Mörder, vergaß seine Lebens- und seine Todesgeschichte und ihre Traurigkeit. Alles war leer. Nur der Himmel schien ihr übertrieben in seinem Blau, unnatürlich satt, als wäre er vollgefüllt mit Menschen, als platzte er fast an seinen unsichtbaren Toten, als könnte aus jeder Wolke ein Arm und ein Bein in die Luft ragen, wenn man nur scharf genug hinsah, als könnte einer herabfallen wie ein großer Regen, wenn das Wetter nur umschlug.

Am Rande des nächsten Dorfes, durch das sie kamen und in dem sie Gemüse und Eier kaufen wollten, stand ein kleines Zirkuszelt wie eine Halluzination neben der staubigen Straße. Die bunte Dachplane, in der Mitte von einem Mast gehalten, war mit Seilen in den Sand gespannt. Langsam fuhren sie vorüber. Auf einem riesenhaften Nagelbrett saß ein Mann mit bloßem Oberkörper, ein Glas Schwarztee in der Hand, und winkte ihnen, ohne mit der Wimper zu zucken, zu. Emil lachte.